JN116412

保健劇づくり

シナリオ＆成功のポイント

中井レイコ
Reiko Nakai

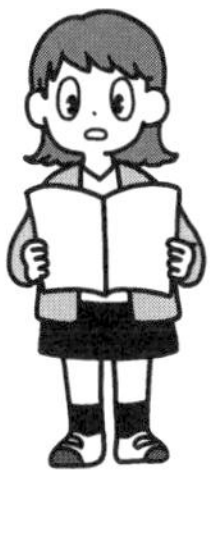

東山書房

はじめに

学校で、子どもが思いもかけない顔を見せてくれることがあります。

保健劇を終えて、主役を務めたAくんが見せた満足そうな顔も、その1つです。

クラスでも、地味で控えめで、目立たない存在だったAくんが、今度やる保健劇の〝主役〟に決まったとき、私は「大丈夫かな」と心配しました。職員からも、「主役が務まるかしら?」という心配の声が聞こえてきました。

保健劇の当日、Aくんは大人たちの〝期待〟を見事に裏切ってくれました。Aくんは、今までの彼とは別人のように主役を演じ、劇が終わった後、先生たちから「保健委員会の劇は、子どもたちの違った面を見ることができる」という感想をいただきました。

演出家で作家の鴻上尚史さんも、中学生時代に同じような体験をされたそうで、著書『演劇入門 生きることは演じること』にも、「どうも、演劇には人間を一皮剝《む》く力があるんじゃないか」と記されています。

私が児童保健委員会の保健劇を始めたのは、多くの養護教諭の方々と同じように、ピアエデュケーションのような効果を期待し、全校児童に保健的な啓発をすることが目的でした。

しかし、保健劇を続けているうちに、その目的以上に、学芸会のような精鋭が揃うような劇ではない保健劇だからこそ生まれてくるものを実感し、「演劇のもつもの」に魅力を感じました。

では、保健劇も含めた「演劇」とは一体何でしょうか。その始まりは、子どもたちがよく群れてやる「ごっこ遊び」だと思います。

子どもたちは、自分と違う人や物を演ずることで、新たな何かを発見し、それにより「新たな自分」と出会うことができるのではないでしょうか。また、コミュニケーション能力をみがくことにもつながるでしょう。私は子どもたちと長年、保健劇を作っていてそう実感しています。

今の子どもたちは、インターネットやスマートフォンの普及によって、ますます早く、簡単に、たった1個だけの正解を得ることに慣れています。子どもたちの生活の機械化が進み、子どもたちは自分でやらないで、機械にやってもらう、環境を整えてもらうことが多くなりました。現実に、子どもたちは『自分の身体を使わない体験』を着々と積み重ねています。子どもたちの日常の中から、「立つ」「歩く」「握る」「結ぶ」「書く」など、生物として生きていく上で必要な「身体を動かす機会」が奪われているのです。

私は、子どもの心身に気を配る仕事についている者として、今、子どもたちがしっかりした「身体感覚をもつこと」が大事だと考えています。

教育の目的は、正解を早く簡単に求めるという知識の獲得ではなく、自分の身体で考えることの習熟ではないかと思うのです。実際に五感をフルに使って体を動かすことで、心や魂も刺激され、人は成長していくからです。

私は、保健劇を通して、子どもたちが身体の感覚を取り戻し、自分の身体で考える人になってもらえたらよいなと願っています。本書がそのための一助になれば、幸甚です。

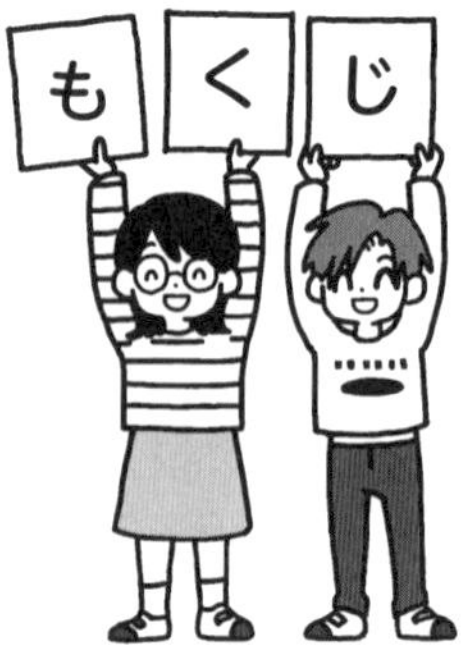

シナリオ

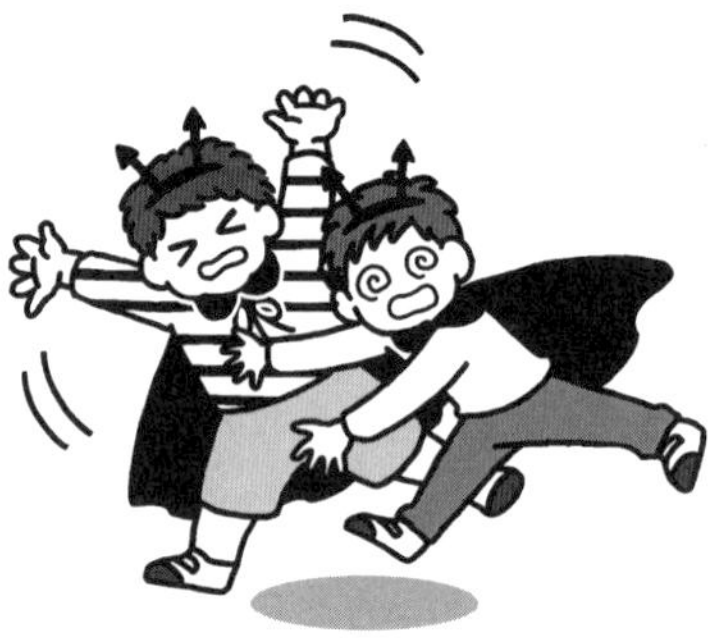

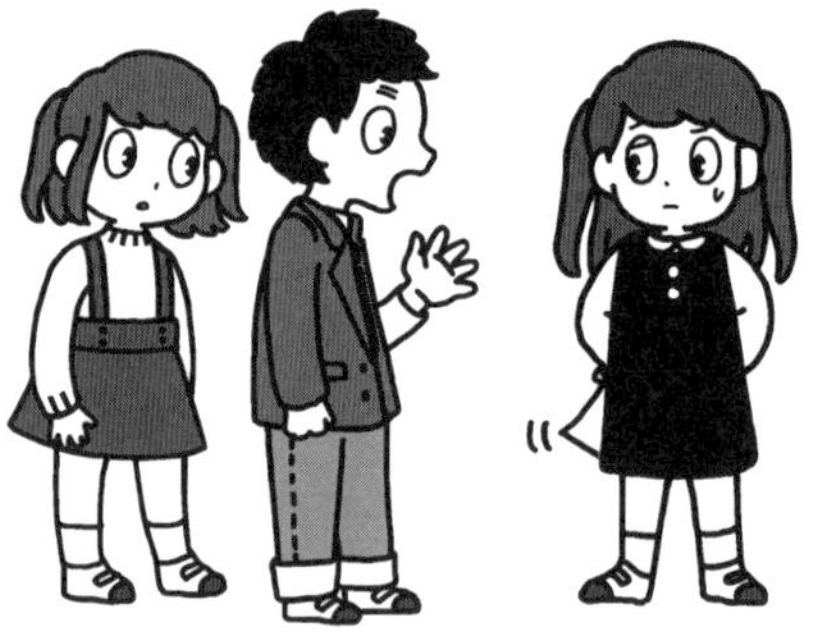

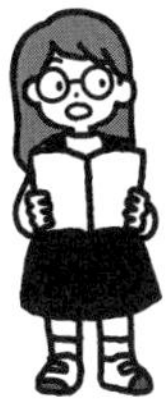

コラム

まんが

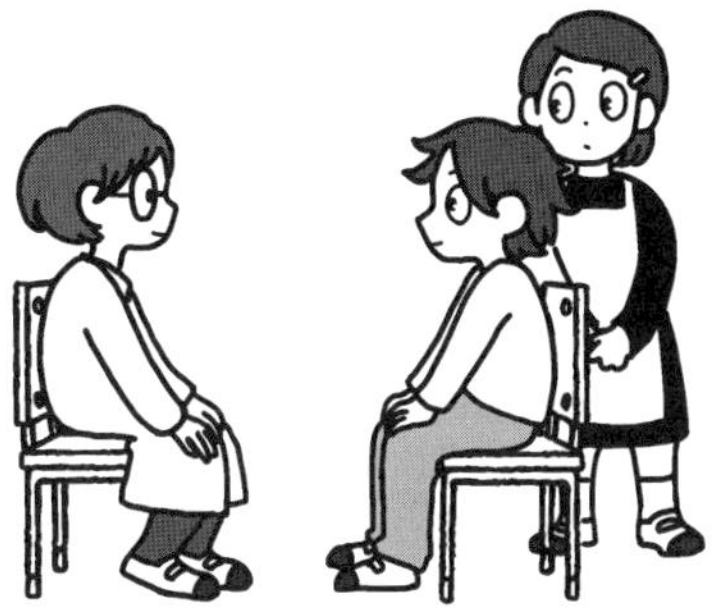

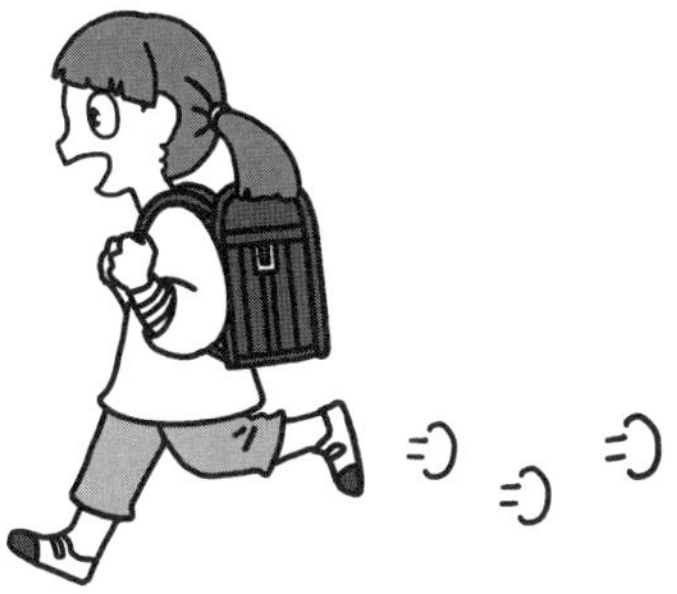

第1章 「むし歯」

あらすじ

歯みがきと歯医者が大嫌いな礼斗さん。歯科検診で治療のすすめをもらいましたが、逃げようとします。それを見ていた悪魔と天使。悪魔は、むし歯を治さないように、天使は早く治すように仕掛けをしますが…。

キャスト

主人公　礼斗　〈　　〉
志保　〈　　〉
理子　〈　　〉
母　〈　　〉
悪魔1　〈　　〉
悪魔2　〈　　〉
天使1　〈　　〉
天使2　〈　　〉
歯科衛生士1　〈　　〉
歯科衛生士2　〈　　〉
歯医者　〈　　〉
父　〈　　〉
妹　〈　　〉
担任の先生　〈　　〉
友達1　〈　　〉
友達2　〈　　〉
友達3　〈　　〉
友達4　〈　　〉
友達5　〈　　〉
ナレーター1　〈　　〉
ナレーター2　〈　　〉

小道具

●母…エプロン
●父…スーツの上着かベストやネクタイなど
●天使…白マントもしくは羽、頭の上の輪　2
●担任の先生…ジャージの上着、首から下げる笛
●悪魔…黒マント　2
●歯医者…白衣
●歯科衛生士…給食の白衣（ピンクなどに布用染粉で染めるとよい）2
●治療勧告の紙
●チャイム音（無ければ、児童に口ずさませる）
●ランドセル　1
●机　4、椅子　4
●むし歯だらけの口の中の絵
●デンタルフロスの絵（絵は、基本的にはナレーターに作製させる。難しければパワポも可）

副委員長　はじめの言葉

教室

（友達役が机4、椅子4を出し、座る）

ナレ1　ここは礼斗さんが通っている学校です。

（チャイム）

（礼斗、登場）

友達1　礼斗さん、おはよう。

礼斗　お、おはよう。

友達2　あ、そういえば今日は礼斗さんが嫌いな歯の検査だよね。

礼斗　げ、今日そうだった～!!　最悪～！

友達3　あ、そうか。礼斗さん、いつも歯みがきしていないんだったね。

志保　礼斗さん、よかったじゃない。むし歯があるかどうか診てもらえるんだから。

理子　きっと礼斗さんは、むし歯がいっぱいだと思うな。

友達4　どちらにしても、むし歯があるなら早く治さなくちゃな。

（悪魔、天使、登場…登場人物には、今は見えない）

悪魔1　へへへ。おいらは、むし歯キンだ。礼斗の歯をむし歯にする役目だ。

悪魔2　こいつときたら、歯はみがかないし、歯医者も大嫌いときた。

この劇について

歯みがき習慣や受診の大切さを伝えることは、歯科保健の基本だと思います。しかし、なかなかできない児童もまだいます。そのような児童にも、必要性が伝わるとよいと思ってつくりました。

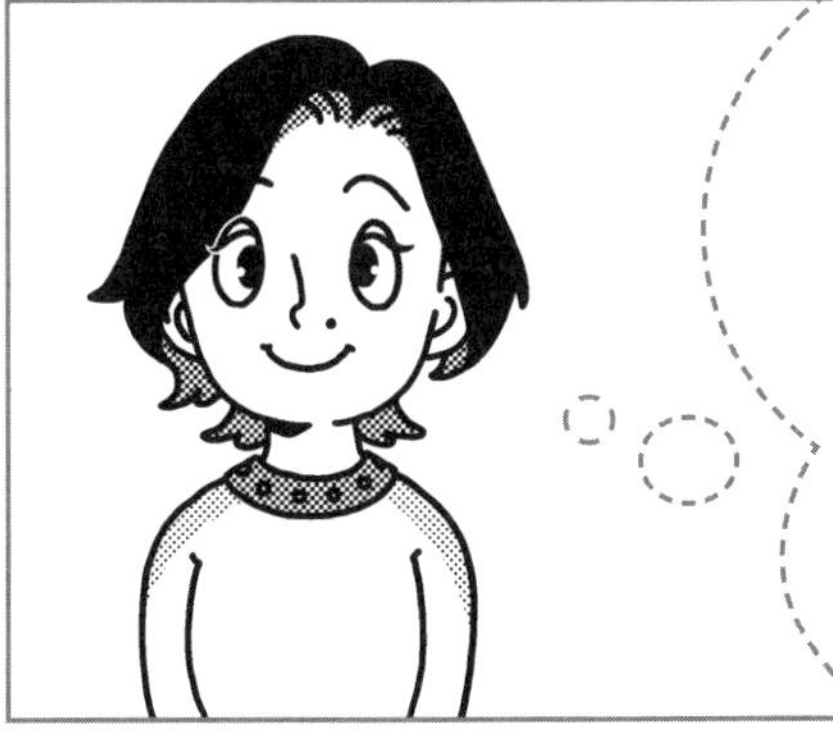

悪魔1　こいつの口は、おれたちにとって、最高のすみかさ。
天使1　私たちは、歯の天使。礼斗さんの歯をきれいにするわ。
天使2　礼斗さんの歯をこのままにしておかないわ。
悪魔1　ふん。できるもんか。
（悪魔、天使、いなくなる）
担任の先生　はい、それではみなさん。歯科検診の順番が回ってきたので保健室に行きます。並んでください。
礼斗　嫌だし。
担任の先生　それでは、出発します。
クラス全員　は〜い。
ナレ2　礼斗さんたちは、保健室に行きました。
（友達役が机4椅子2を舞台そでにしまい、椅子2を向かい合わせに置く）

保健室

（歯医者と礼斗が向かい合わせに座る。歯科衛生士1が歯医者の横に立つ）
歯科衛生士1　は〜い。それでは口を大きく開けてください。
礼斗　あ〜。
（ナレ1、むし歯だらけの口の中の絵を持って登場）

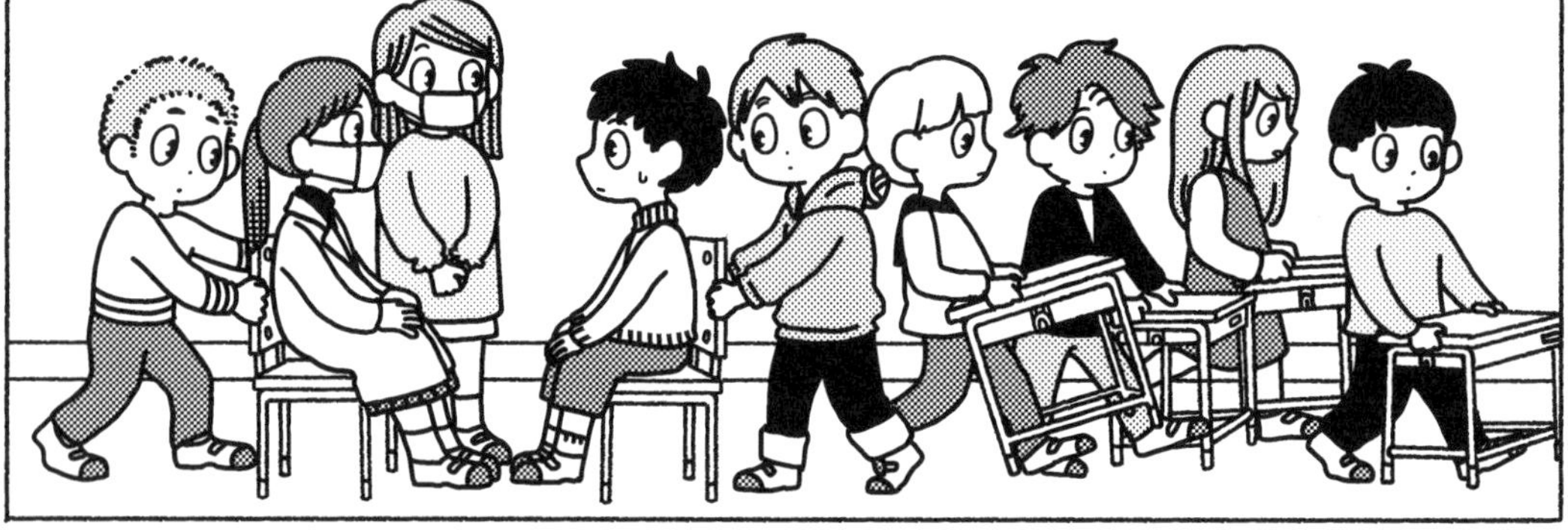

歯医者　むし歯がありますね。6番C、5番C、4番C、3番C、2番C、1番C　右の1番C、2番C、3番C、4番C、5番C、6番C

歯科衛生士1　礼斗さん、むし歯がいっぱいあるので、すぐに歯医者さんに行ってくださいね。

礼斗　え〜！

歯科衛生士1　行ってください！

ナレ2　礼斗さんは、学校が終わって、むし歯があったという手紙を持って家に帰りました。

家

（友達1・2・3、椅子を3つ出す。父、母、妹は椅子に座る。礼斗、手紙を持って登場）

礼斗　はい。手紙。

母　なっ、なにこれ。全部むし歯じゃない。

父　明日すぐ歯医者に行きなさい。

礼斗　（後ろを向いて）行きたくないな〜。

妹　私はむし歯ゼロなのにね。お兄ちゃん、甘いものばかり食べて、歯をきちんとみがかないんだもん。夜も、お母さんに言われて、洗面所に行ってみがいたふりして、すぐ部屋に行っちゃっているからね。

母　本当なの？

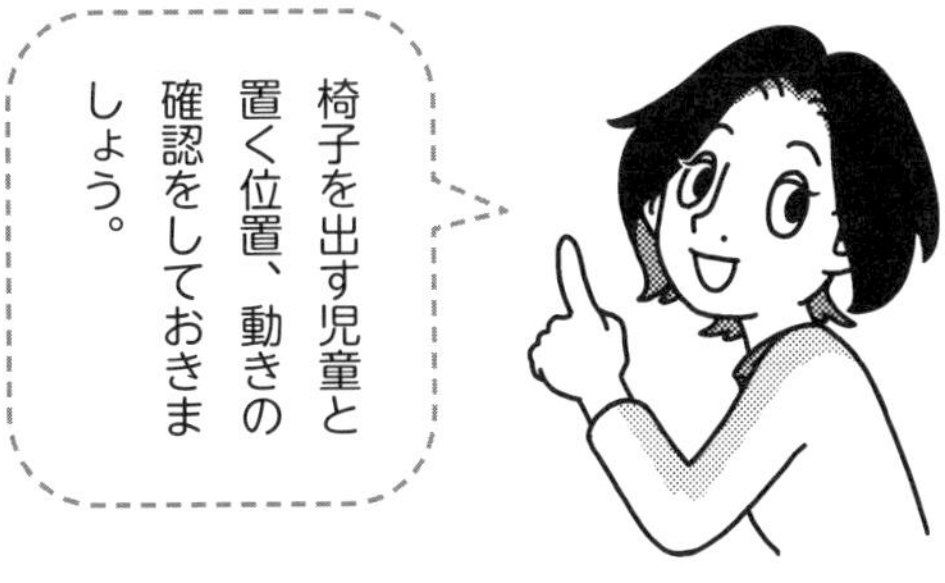
椅子を出す児童と置く位置、動きの確認をしておきましょう。

父　明日から、お父さんが歯みがきチェックをすることにしよう。

礼斗　そりゃないよ。

母　当たり前です。

（使った椅子は自分で舞台そでにしまう。全員、いなくなる）

ナレ1　次の日になりました。今日は予約を取ってあるので、歯医者さんに行く日です。

（ランドセルを背負った礼斗、登場）

礼斗　ただいま〜。ラッキー。お母さんいないぞ。友だちと遊んで、歯医者に行くのを忘れてたことにしよう。

（礼斗、家を出る。舞台そでに入る）

悪魔1、2　その調子その調子。

天使1　礼斗さんたら、しょうがないんだから。

天使2　最後の手段をつかいましょう。

（全員、いなくなる）

外で

（礼斗、友達4・5、登場）

礼斗　いててて。（うずくまる）

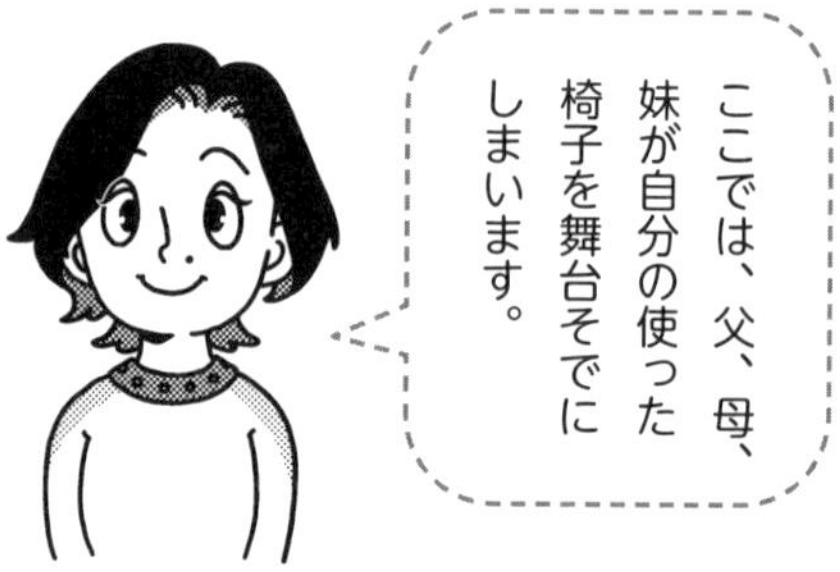
ここでは、父、母、妹が自分の使った椅子を舞台そでにしまいます。

友達4　礼斗さん。大丈夫？
友達5　どうしたの？
礼斗　歯が痛いんだ。
友達5　ぼく、礼斗さんのお母さんに言ってくる。
礼斗　それだけは、やめて～。
友達4　何言っているんだ。
（友達5が母を連れて来る）
母　まあ、礼斗、いったいどうしたの。
友達4　歯が痛いみたいです。
母　今日は歯医者だっていうのに、逃げて遊びに行くからよ。わかった？
歯医者に行くわよ。
礼斗　わかったよ。

歯科医院

（友達1・2が椅子を2つ向かい合わせに置く）

（歯医者、礼斗、椅子に座る。歯科衛生士1・2は歯医者のそばに、母は礼斗のそばに立つ。デンタルフロスの絵は床に置いておく）

歯医者　これはひどいわね。6本はもう少しで、抜かなくてはいけないところだったわ。

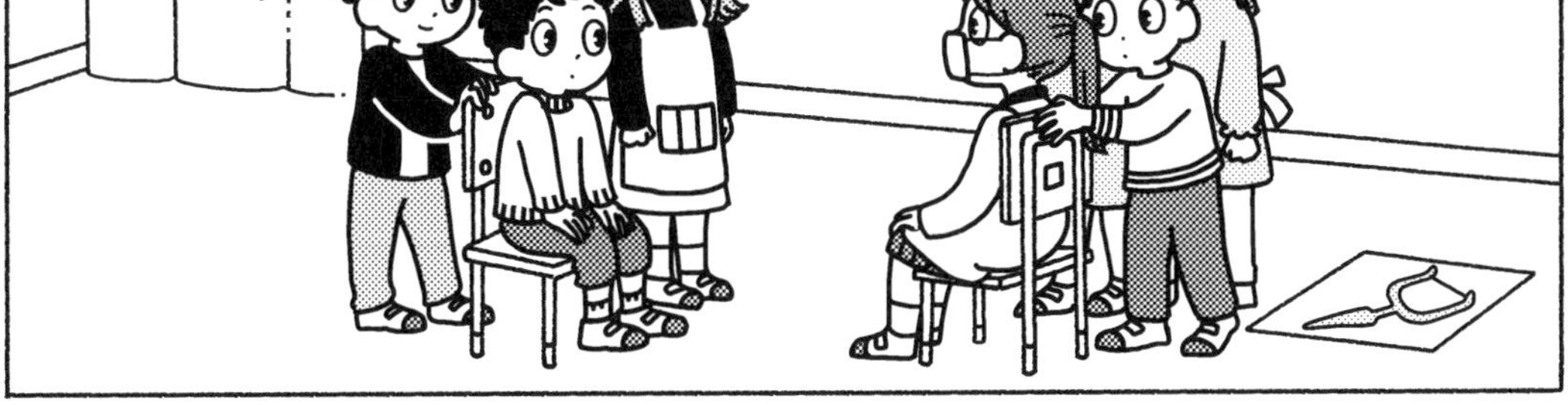

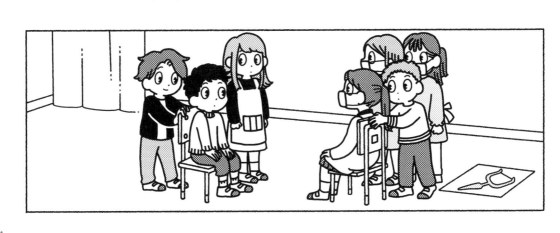

母	6本もですか。
歯医者	そうですよ。それでは今日から治療します。必ず通ってくださいね。
	自分のためですよ。
歯科衛生士1	むし歯は、自然には治らないのよ。
礼斗	すり傷は自然に治るのに。
歯科衛生士2	むし歯は、歯医者さんで治してもらわないとひどくなる一方よ。
礼斗	知らなかった。でも、痛いだけで、たいしたことにはならないでしょ。
歯医者	いいえ。体の中でむし歯のキンがあばれて、いろいろな病気になるの。ひどいと、その病気がもとで死ぬことだって無いとは言えないのよ。
礼斗	むし歯で死ぬこともあるなんて…。わかりました。これからちゃんと通って治してもらいます。
歯科衛生士1	治すだけではなくて、おうちで歯をしっかりみがいてね。
歯科衛生士2	特に夜寝る前は必ず、すみずみまでみがいてね。
歯科衛生士1	鏡を見ながら歯ブラシが歯にきちんとあたっているか見るのよ。
歯科衛生士2	(デンタルフロスの絵) こういうデンタルフロスも使って、歯と歯の間もみがいてよ。
礼斗	わかりました。
ナレ2	礼斗さんは歯医者さんや歯科衛生士さんの言う通りにしました。
ナレ1	そして、2か月がすぎました。

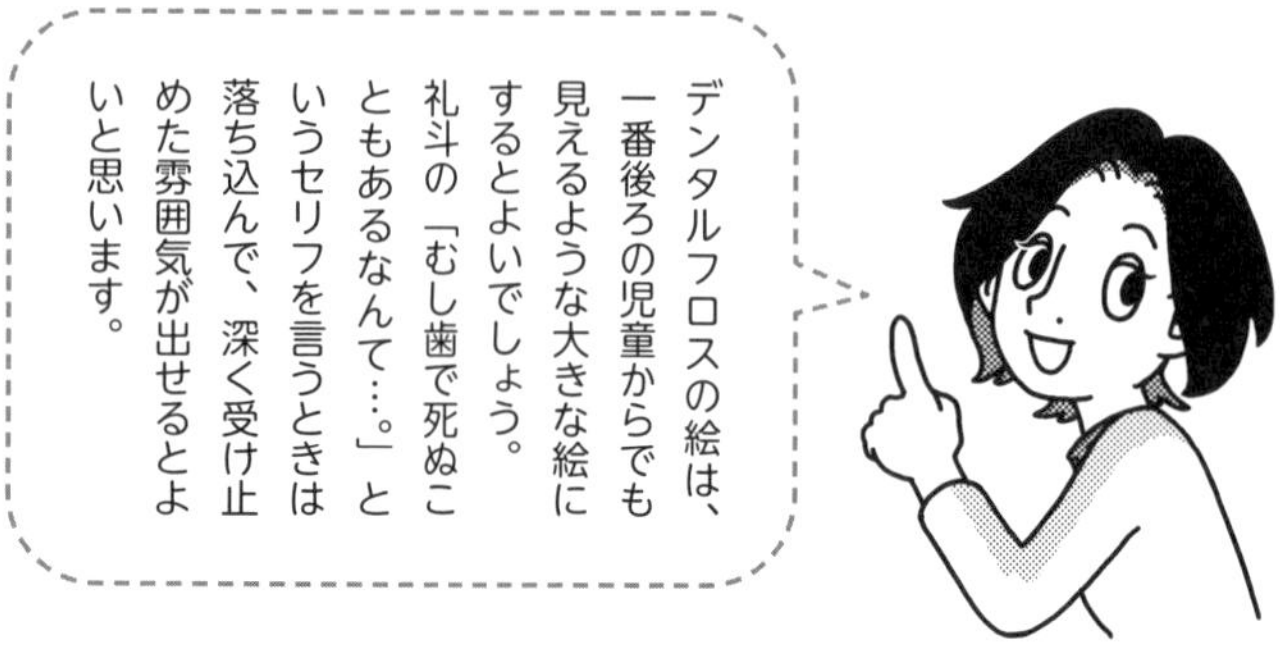
デンタルフロスの絵は、一番後ろの児童からでも見えるような大きな絵にするとよいでしょう。礼斗の「むし歯で死ぬこともあるなんて…。」というセリフを言うときは落ち込んで、深く受け止めた雰囲気が出せるとよいと思います。

教室

（友達5が机と椅子1を出す。友達1が椅子に座る。志保、理子、友達2はそのまわりに立っている）

（礼斗、登場）

礼斗　みんな。おはよう。なんだ。君、むし歯まだ治してないのか？

友達1　なんだよ。自分だって。

礼斗　（歯を見せて）ぼくは、この通りきれいになったし、もうむし歯はつくらないよ。

志保　礼斗さん、治したばかりのくせに。

理子　そうよ。何、自慢してるの。この前までひどかったくせに。

礼斗　自慢なんかじゃないよ。本当に心配しているんだ。君たち、むし歯は、ほうっておいても治らないんだよ。早く治したほうがよいよ。

友達2　なんか、むし歯を治したら、性格まで変わっちゃったみたいだね。

（悪魔1・2、天使1・2、登場）

悪魔1・2　くそー。負けたー。

天使1　私たちの勝利ね。

天使2　よかったわね。

悪魔1　（全校児童のほうを指さして）次は、君の口の中に行くから待っているように。

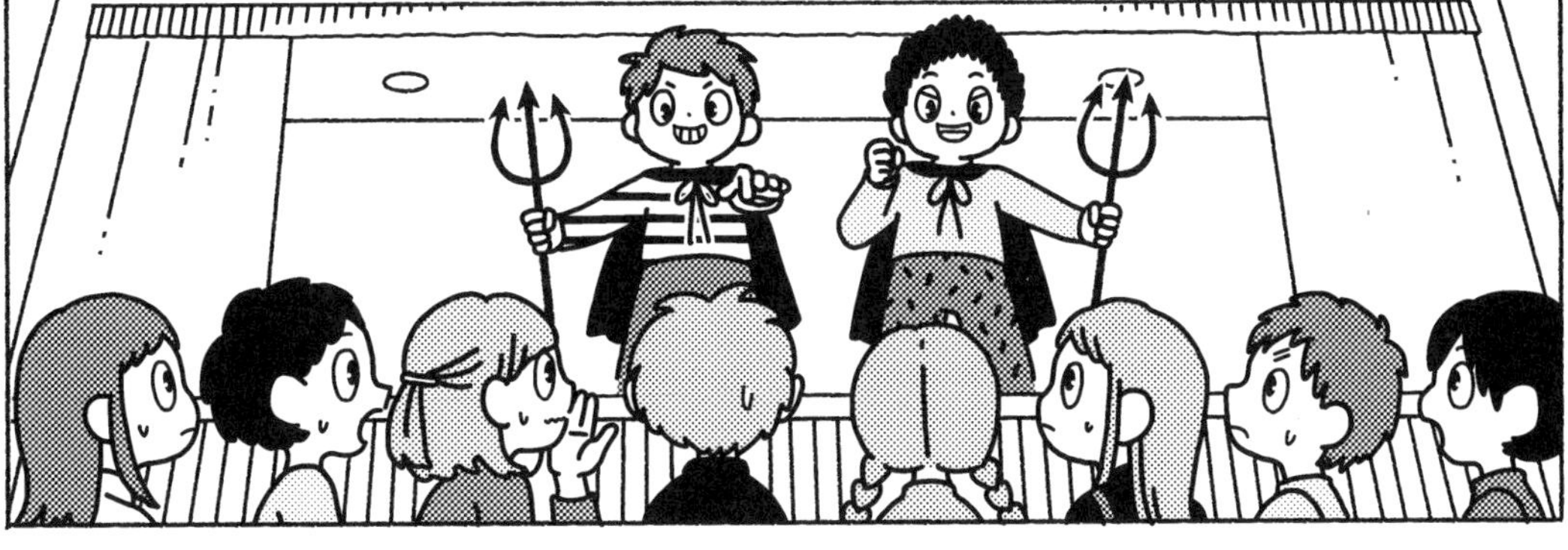

悪魔2　歯医者嫌いで、歯をみがかないそこの君。待っているように。
天使1　ほら、つかまらないうちに早く歯医者に行って。
天使2　それから、歯は鏡を見ながらすみずみまでみがくのよ。
天使1　夜寝る前はとくにていねいに。デンタルフロスも使ってね。
　　　　では、〇小のみなさん気をつけてね。（天使、手をふる）

委員長　キャスト紹介
委員長　終わりの言葉

今回のポイント

◆歯みがきは、鏡を見ながらていねいにみがく。
◆特に、夜はデンタルフロスを使うとよい。
◆家の人に歯みがきチェックをしてもらうのもよい。
◆治療勧告をもらったら、すぐに受診する。
◆むし歯は、自然に治らない。放置すると、全身の病気につながることがある。

COLUMN　保健劇づくり①

発表までのスケジュール

例1 **舞台劇の場合**

7月	第4回児童保健委員会　集会参加の話し合い・タイトル決定・台本係決定
9月初め	台本完成(原案完成後、養護教諭が健康教育的観点でチェックし完成させる)
9月	第5回児童保健委員会　台本完成　配役決定
10月	第6回児童保健委員会　台本読み合わせ
11月	第7回児童保健委員会　舞台練習1
11月30日	舞台練習2　(放課後または朝練習または休み時間)
12月3日	舞台練習3　(同上)
12月4日	舞台練習4　(同上)
12月5日	集会発表(体育館において舞台発表)
12月7日	第8回児童保健委員会　集会の反省　感想の発表

例2 **ビデオ劇の場合**

7月	第4回児童保健委員会　集会参加の話し合い、タイトル決定・台本係決定
9月初め	台本完成(原案完成後、養護教諭が健康教育的観点でチェックし完成させる)
9月	第5回児童保健委員会　台本完成　配役決定
10月	第6回児童保健委員会　台本読み合わせ
11月	第7回児童保健委員会　ビデオ撮影1
12月	第8回児童保健委員会　ビデオ撮影2
1月10日	集会発表(体育館において液晶ビジョンで全校で視聴)
1月	第9回児童保健委員会　集会の反省,感想の発表

保健劇は、本当は生で全校児童に発表する舞台劇をおすすめします。たとえビデオ劇であっても、体育館でみんなで見るとよいでしょう。低学年の児童のリアルな反応は、委員会児童の達成感や励みにつながるからです。

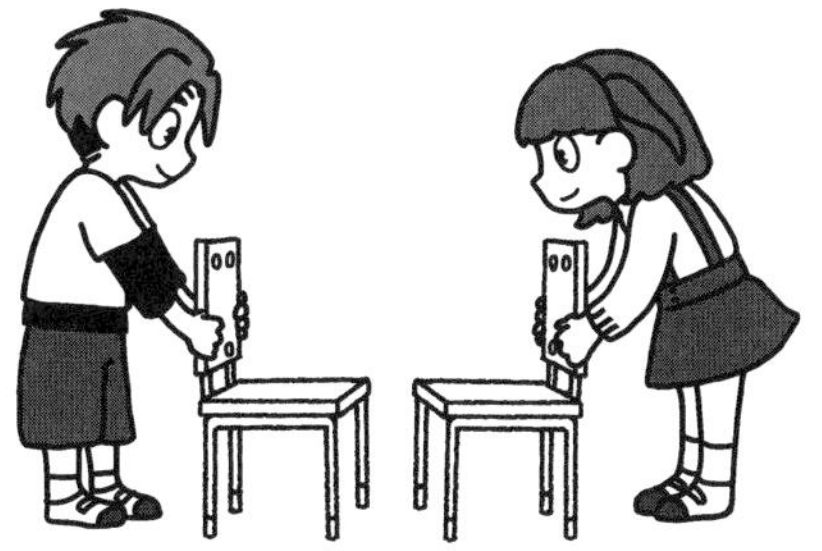

第2章

「歯肉炎」

あらすじ

ななさんは、むし歯が無いのをいいことに、歯みがきをさぼりがちです。歯科検診で歯肉炎だということがわかり、歯みがきをさぼっていたことが家の人に知られてしまい…。

キャスト

主人公 なな（　　）
担任の先生（　　）
なぎ（妹）（　　）
友達1（　　）
友達2（　　）
友達3（　　）
友達4（　　）
友達5（　　）
友達6（　　）
友達7（　　）
友達8（　　）
友達9（　　）
兄（　　）
母（　　）

父（　　）
ナレーター1（　　）
ナレーター2（　　）
ナレーター3（　　）
歯医者（　　）
歯科衛生士1（　　）
歯科衛生士2（　　）

小道具

- ●母…エプロン
- ●父…スーツの上着かベストやネクタイなど
- ●担任の先生…上着
- ●歯医者…白衣
- ●歯科衛生士…給食の白衣（布用染粉でピンクなどに染めるとよい）2
- ●治療勧告の紙
- ●ランドセル 1
- ●机 2、椅子 2

（机2、椅子2を出しておく）

副委員長　はじめの言葉

教　室

（ななと友達1は椅子に座り、友達2・3・4・5・6・7・8・9はそばに立つ）

ナレ1　ななさんの学校では新学期が始まり何日かたちました。

（担任の先生、登場）

担任の先生　おはようございます。昨日言ったように、今日は歯科検診です。さっそくですが、これから歯の検査をします。

友達5　えー！　いきなりー。

なな　うげー。わたし今日歯みがきしてな～い。どうしよう。

友達1　忘れてたの？　私なんかいっぱいみがいたのよ。

友達6　今日だけたくさんみがいても意味無いぜ。ぼくなんか毎日ていねいにみがいてるぞ。

なな　そーなの？　毎日みがいてるなんて～。

友達2　え？　普通みんなそーだよ～。

友達3　もしかして、ななちゃん毎日してないの？　歯みがき。

友達7　うわー。きったねー。

友達8　まあ。ひどくかぜをひいていて、寝こんで歯みがきができなかったというなら、しか

この劇について

児童は、むし歯については意識していても、歯肉炎については意識しにくいのが現状ではないでしょうか。日頃の歯みがきはもちろんのこと、定期検査の必要性についても知ってほしいと思いつくりました。

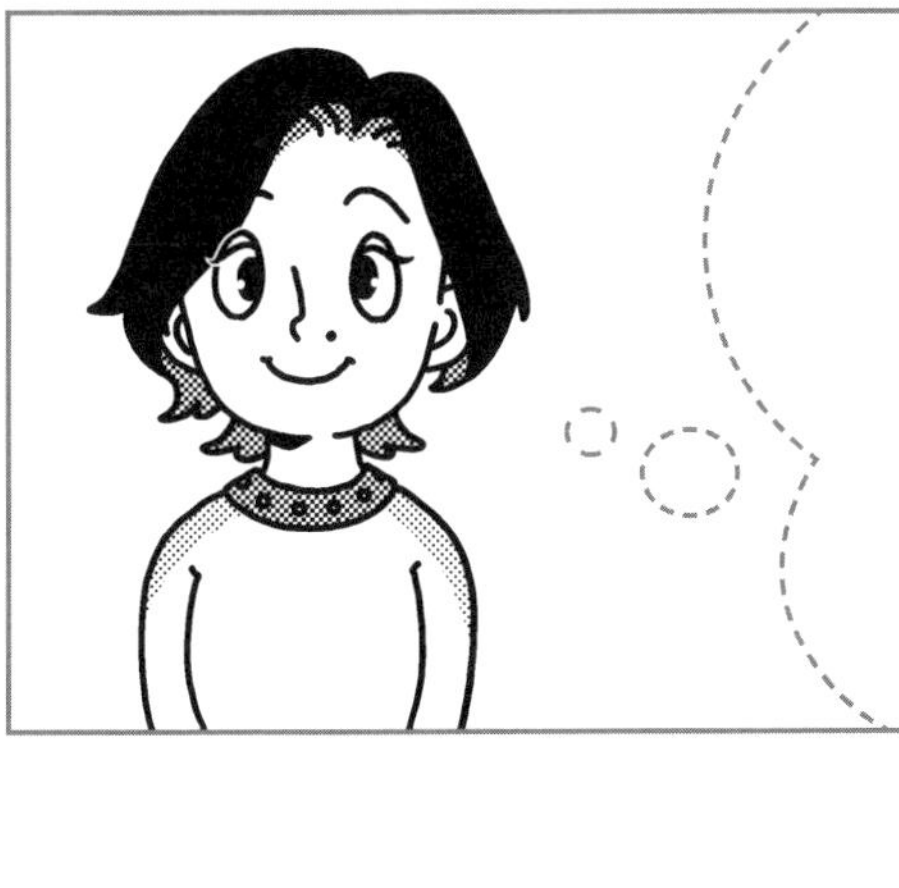

たないけどな。

友達4　そういうときは、しょうがないわ。静かに寝てなきゃいけないんだもの。

担任の先生　はいっ。ななさんたち静かに！　何を話しているの？

友達9　なっ、なんでもありません。（手をふりながら）

担任の先生　それでは、出発します。

全員　はーい。

（担任の先生は先頭。全員客席側に1列に並ぶ。友達6は後ろから3番目。ななは後ろから2番目。友達1は1番後ろ）

なな　はー。やだな。みんなちゃんと歯みがきしてるんだ。

（ななより前は、進んで行ってしまう）

友達1　ななちゃんどうしたの？　行かないの？

なな　ううん。行こう。

ナレ2　そして、ななさんはしぶしぶ保健室に行きました。

（全員、並んで進み、いなくなる）

保健室

（なぎと兄で椅子を向かい合わせに2つ置く。歯医者は座って待つ。歯科衛生士1・2は歯医者の横に立つ）

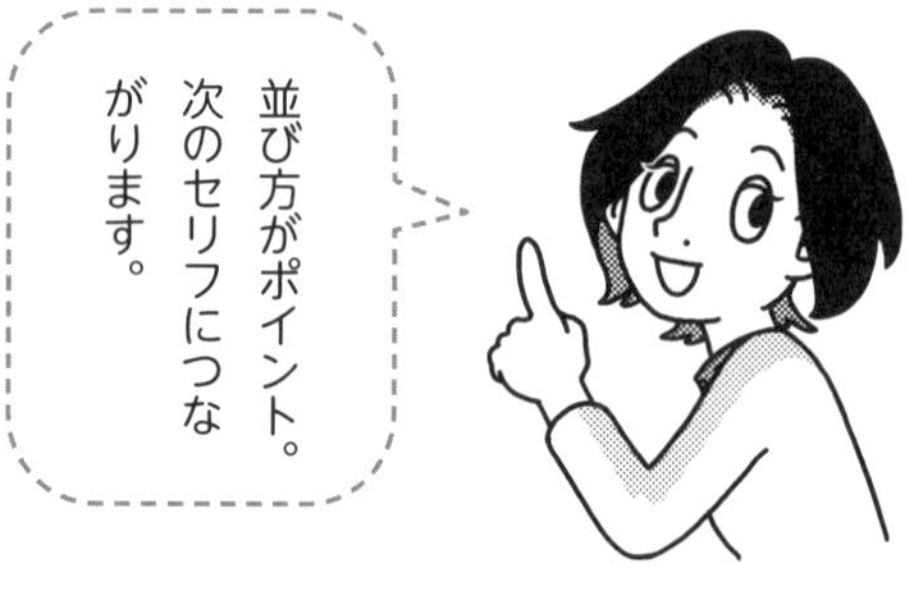
並び方がポイント。次のセリフにつながります。

（友達6、なな、友達1の順で入ってきて、歯医者さんの前に並び友達6は椅子に座る）

友達6　わーい。ぼくはむし歯ゼロ。歯ぐきも大丈夫だって。（よろこぶ様子を体であらわし、いなくなる）

なな　すごーい。

ナレ2　とうとう、ななさんの番になってしまいました。

（なな、座る）

歯医者　これは、歯肉炎になりかけのGO（ジーオー）ですね。君、むし歯がないからって、歯みがきをさぼっていたでしょう。

なな　し、歯肉炎ですか。歯肉炎って何ですか。

歯科衛生士1　歯肉炎というのは、歯肉の病気のことよ。むし歯とちがってかなりひどくないと痛くならないから、気がつかないことが多いの。

歯科衛生士2　そのままほうっておくと、歯をささえている骨までとけてしまう歯槽膿漏（しそうのうろう）になって、最後には歯が抜けてしまうの。

歯科衛生士1　でも、いまのうちなら、ていねいに歯みがきをすればもとにもどるわよ。
毎日歯みがきをていねいにしてね。

歯科衛生士2　とくに寝る前は忘れずにね。

歯医者　きちんと歯みがきするんだよ。それから、歯医者さんに何か月かに1回行って検査を

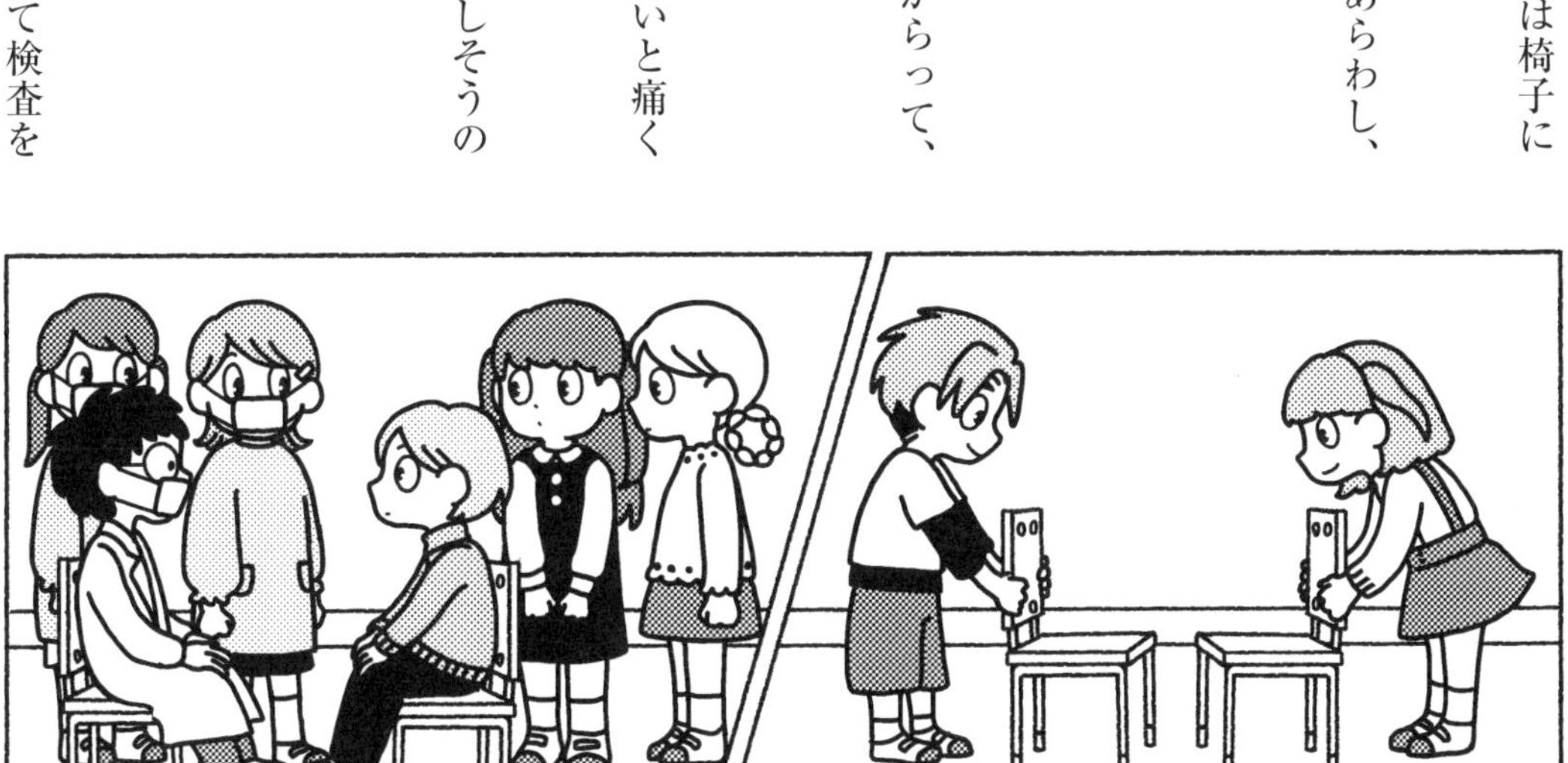

なな　してもらうのも忘れずにね。
　　　は、はい。
　　　（全員いなくなる。歯科衛生士が椅子を片付ける）

家

ナレ3　ななさんは、歯の検査の結果を家に持って帰りました。
　　　（なな、紙を持って登場）
なな　どうしようかな。この紙…。お母さんにおこられるなー。
　　　いつも、歯をみがいたふりしてるからな。
　　　（母と兄、登場）
母　　どうしたの、なな。
　　　（なな、後ろに紙をかくす）
　　　（なぎと父、登場）
兄　　なな、あやしいな。何かかくしただろ。
なぎ　そうよ。お姉ちゃん。点数の悪いテストなんか机にしまっちゃって、お父さんやお母さんに見せないようにしてるもん。
父　　なな、そうなのか。
母　　そうなのよ。だから、いつも私がチェックして見ているの。お母さんにはお見通しよ。

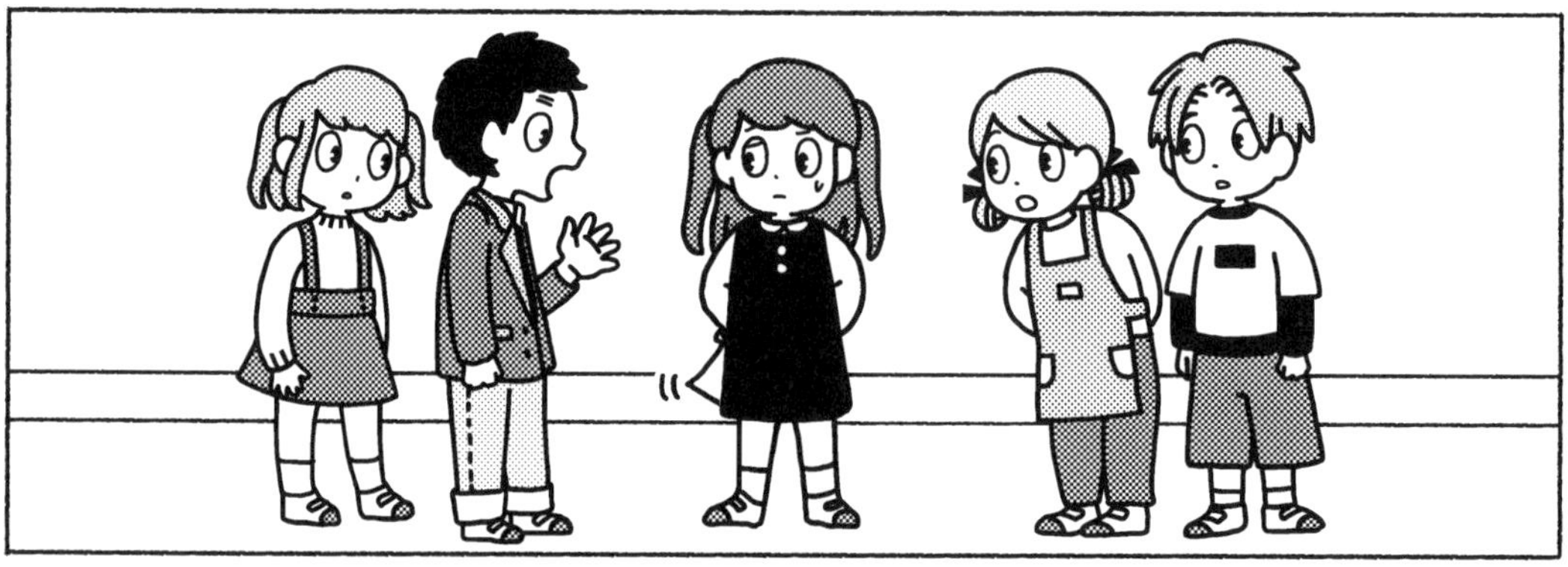

なな　なんだ、ばれてたのか。
父　ななは、しょうがないな。
（兄、後ろにまわって紙をとる）
兄　あ、今日の歯の検査の紙だ。ははー。やっぱりな。
なぎ　なんて書いてあるの？
（兄、紙を母に渡す）
母　歯肉炎になりかけている？
なな　でも、大丈夫だもん。ひどくないから。
父　何を、言っているんだ。なな、ぐらぐらになって抜けるほどひどくなくても、状態によっては、歯や歯肉や体のために歯を抜かなくてはならないこともあるんだぞ。
兄　そういえば、太郎さんのお父さん、この前、歯周炎がひどくなって歯槽膿漏（しそうのうろう）というのになっちゃって、歯医者さんで歯を抜いてもらったって。
なぎ　この前のほけんだよりにも、大人になったら、むし歯で抜かなくてはいけない歯より、歯肉の病気で歯を抜かなくてはならない人のほうが多いって書いてあったよ。
母　ななの今の歯ぐきのようすでは、ちゃんと歯みがきすれば大丈夫みたいね。
なぎ　でも、お姉ちゃん、いつもみがいたふりしているから。油断大敵よ。
母　しょうがないわね。
なな　なぎ、なんでそういうこと言うの。ちゃんとみがくもん。

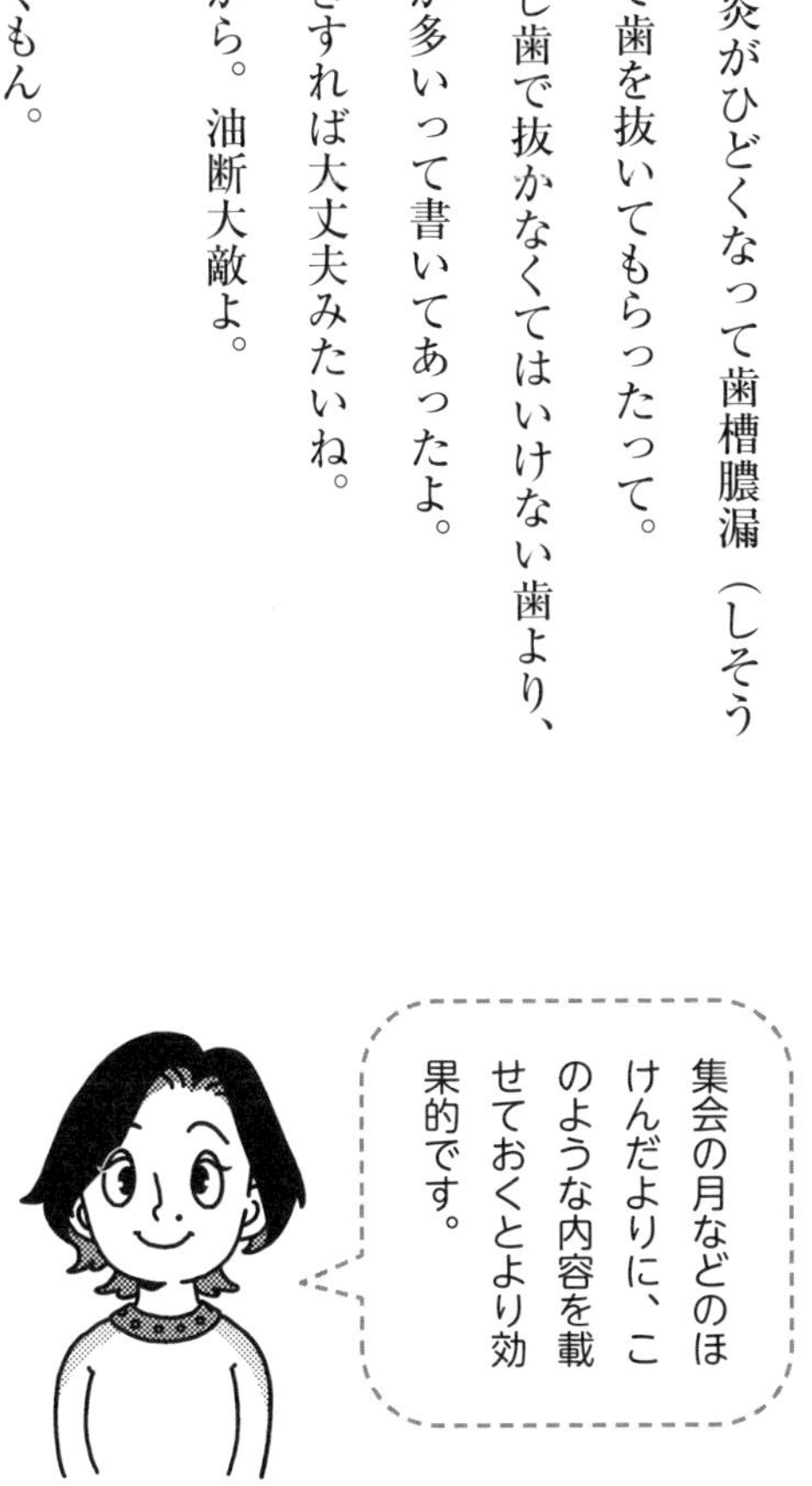
集会の月などのほけんだよりに、このような内容を載せておくとより効果的です。

なな　そういえば、お母さん。学校で歯医者さんが何か月かに1回は歯医者さんに診てもらったほうがよいって言ってたよ。

母　そうね。これから、家族全員で歯の定期検査を受けるようにしましょう。

父　さっそく予約しよう。

ナレ1　その日をきっかけに、ななさんはなぎちゃんといっしょに、毎日、歯をみがくようになりました。歯ブラシだけでなく、デンタルフロスも夜は必ず使っています。

教室

（友達2・3が机2、椅子2出す。ななと友達5、椅子に座る）

ナレ2　ななさんは、歯肉炎のおそれがなくなってからも、ちゃんと歯みがきを続けました。それから、1年たって、5年生だったななさんも、6年生になりました。そして新学期です。

（担任の先生、登場）

担任の先生　みなさん。6年生になりましたね。1年間、これからもなかよく勉強していきましょう。それでは、今年も来ました。今日は歯の検査です。

友達5　えー！　いきなりー。

なな　私は、ばっちり。いつもきれいにみがいてるもん。去年とはちがうんだから。

ナレ3　もちろん。ななさんはむし歯ゼロ。歯肉も健康です。

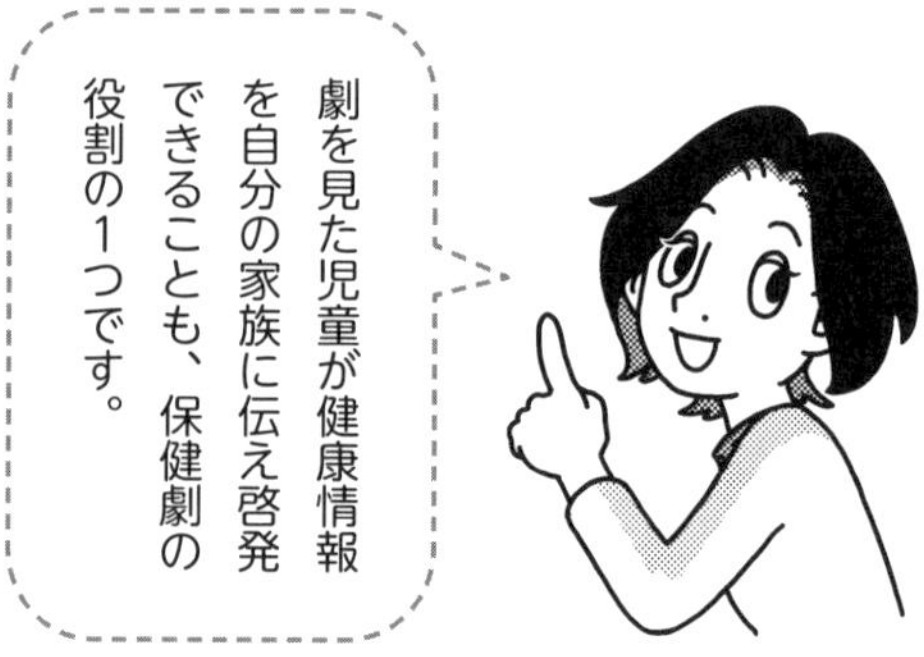
劇を見た児童が健康情報を自分の家族に伝え啓発できることも、保健劇の役割の1つです。

なな　どうでしたか？　みなさん。歯はちゃんとみがけていますか？

委員長　キャスト紹介

委員長　終わりの言葉

今回のポイント

◆むし歯が無くても、歯肉炎にはなることがある。

◆軽度の歯肉炎は、歯みがきや定期検査（歯科クリーニングを含む）によって改善する。

◆夜の歯みがきは特に大切で、デンタルフロスなども使うとよい。

◆治療勧告をもらったら、すぐに受診する。

第3章 「外遊び」

あらすじ

はるかさんは外遊びが好きではありません。ゲームや家の中での遊びのほうが好きで、なかなか外に出たがりません。そこに天使が現れて…。

キャスト

主人公　はるか（　　　）
担任の先生（　　　）
りかこ（　　　）
いぶき（　　　）
あんな（　　　）
けいと（　　　）
友達1（　　　）
友達2（　　　）
友達3（　　　）
友達4（　　　）
友達5（　　　）
友達6（　　　）
友達7（　　　）
天使1（　　　）
天使2（　　　）
天使3（　　　）
母（　　　）
ナレーター1（　　　）
ナレーター2（　　　）
ナレーター3（　　　）

小道具

- 母…エプロン
- 天使…白マントもしくは羽、頭の上の輪　3
- 担任の先生…ジャージの上着など
- ソフトバレーボール　1
- 机　2、椅子　2

（机2、椅子2を出しておく）

副委員長　はじめの言葉

（あんな、はるか、椅子に座る。りかこ、いぶきはその横に立つ）

教室

ナレ1　授業が終わり、中休みになりました。

あんな　外に出て遊ぼうよ。

はるか　えー。やだー。

りかこ　私もやだー。

いぶき　はるかちゃん、りかこちゃん一緒に遊ぼうよ。

あんな　そうだよ、遊ぼうよ。

はるか　だってさ。寒いし、だるいから。ね。りかこちゃん。

りかこ　そうだよね。

（担任の先生が入って来る）

担任の先生　ほら！　そこの4人早く外に出なさい。外遊びをすると体力がつくんだぞ。

はるか、りかこ、いぶき、あんな　はーい。

はるか　ねー、りかこちゃん。

この劇について

児童の外遊びの大切さは、各方面から言われています。しかし、ゲームが大好きな今の児童は、その重要性をあまり理解していないようです。改めて、外遊びの大切さを取り上げることで、普段の遊びについて振り返ってほしいと思いつくりました。

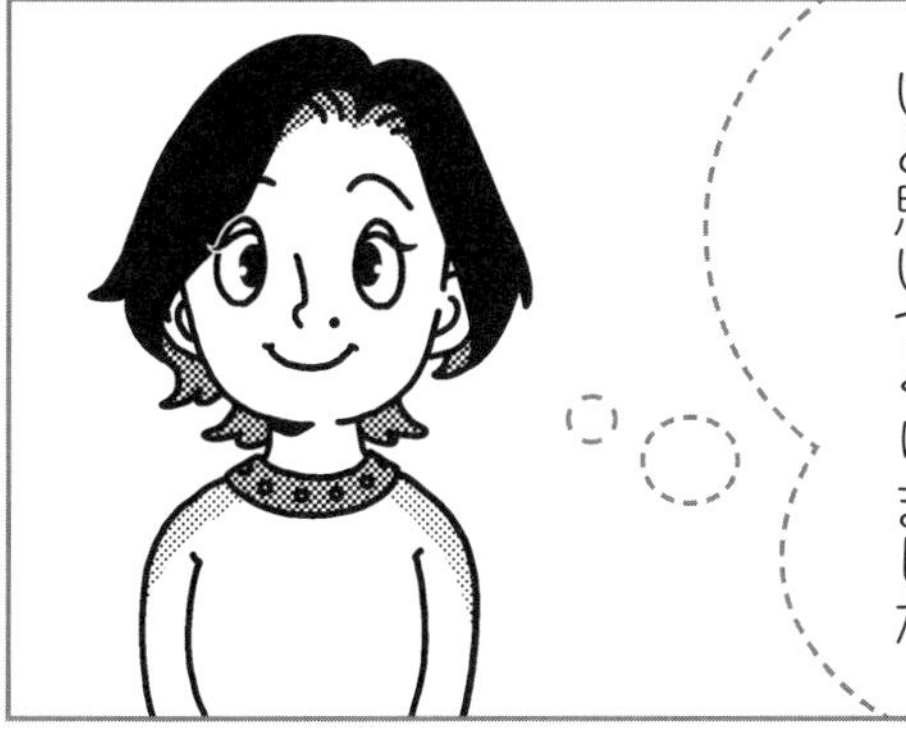

りかこ　ん？　何？
はるか　みんなさ、よくこんな寒いときに遊べるよね。
りかこ　そうだよねー。
（けいと、友達2・3、登場）
けいと　ふたりともいいかげんに、外で遊べよ。
はるか　だってさ。今日寒いじゃない。
友達2　だからこそ、外に出て遊んで体をあたためるんだよ。
友達3　遊ぶ時間が無くなるよ。早く行こうぜ。
けいと　そうだ。行こう行こう。
（友達2・3が机椅子を片付け、全員いなくなる）

放課後の教室

（はるか、あんな、りかこ、いぶき、友達4・5、登場）
ナレ1　今日の勉強はすべて終わり、放課後になりました。
はるか　今日遊べる？
あんな　うん。遊べるよ。
りかこ　私も遊べるよ。
友達4　私も遊べるよ。

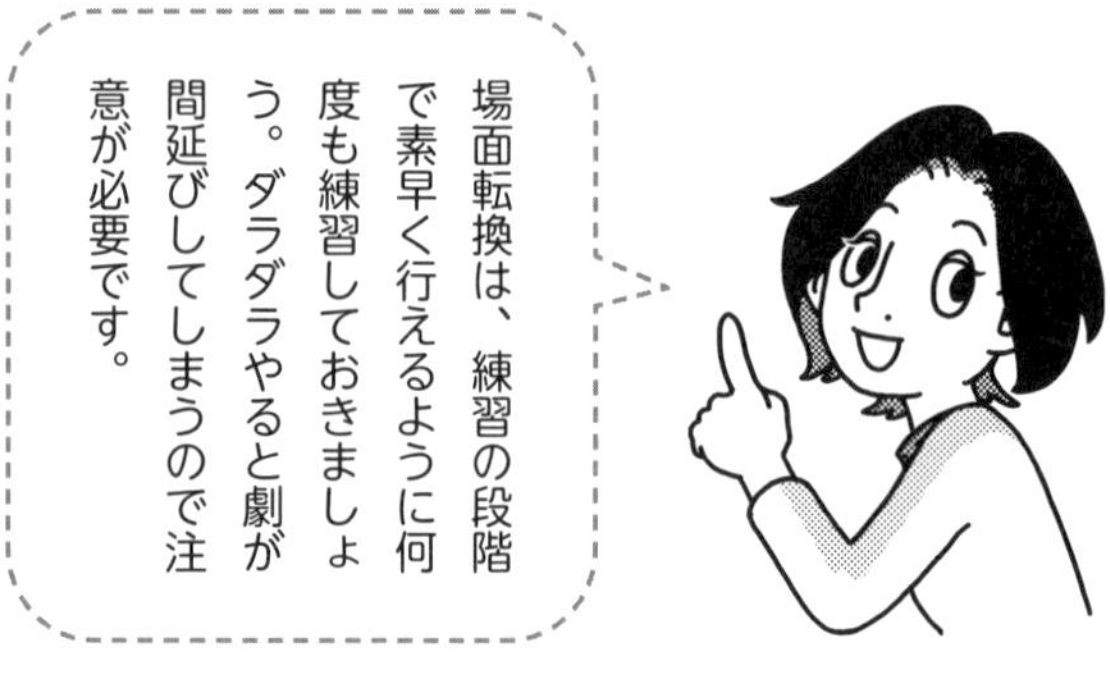
場面転換は、練習の段階で素早く行えるように何度も練習しておきましょう。ダラダラやると劇が間延びしてしまうので注意が必要です。

友達5　私も、遊べる。
いぶき　あ！　ごめん。私は今日塾だから遊べない。
はるか　ああ。そうなんだ。じゃ、いぶきちゃんは、また今度、遊ぼうね。
友達4　じゃあ。どこで遊ぶ？
りかこ　はるかちゃん家で遊べる？
はるか　私の家で、いいと思うよ。
友達4　でもさ。外で遊ぼうよ。外のほうが楽しくない？
りかこ　えー。それは無いでしょ。
はるか　外は寒いし、いやだな。
あんな　でも、外で遊んだら、筋肉がついてきれいな体つきになれるんだって。
りかこ　筋肉がついたら、かっこ悪いんじゃないの？
友達4　そんなことないよ。モデルさんなんて、わざわざ機械を使ってきたえて筋肉をつけてるんだって。
友達5　それに、筋肉がついたほうが、食べた物が体の中でよくもえて、ふとりにくい体になるんだって。
はるか、りかこ　へー。そうだったんだ。
はるか　じゃ。公園で集まって遊ぼうか。
あんな　うん。そうしよう！

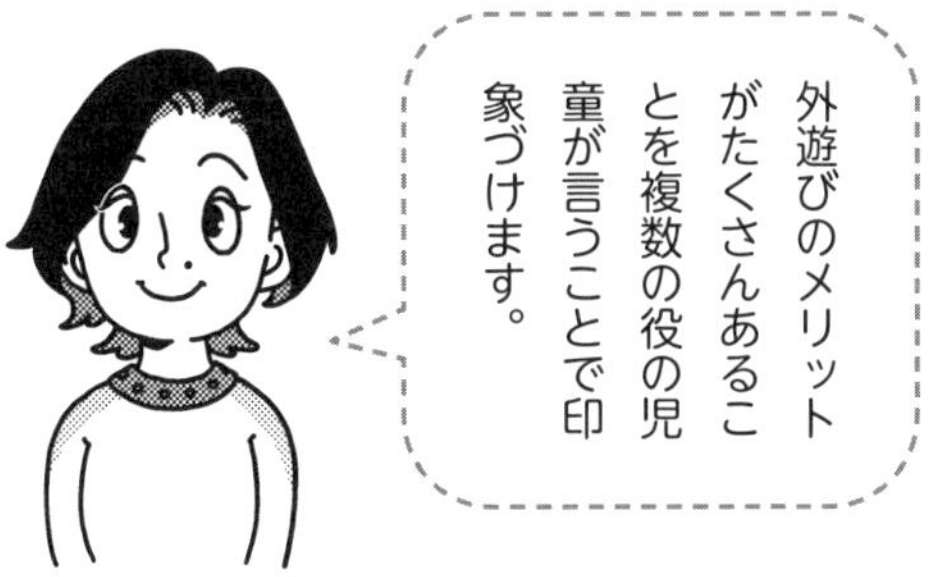
外遊びのメリットがたくさんあることを複数の役の児童が言うことで印象づけます。

全員　そうしよう。そうしよう。
（全員、いなくなる）

公園

（はるか、あんな、りかこ、友達4・5、登場）
友達5　何をして遊ぶ？
あんな　じゃあ。おにごっこは？
はるか　私たちは、なんでもいいよ。（あまり、気がすすまない感じで）
りかこ　うん。だねー。（あまり、気がすすまない感じで）
（友達6・7・8、登場。友達6はソフトバレーボールを持って登場）
友達6　何してんの。遊ぶんだったら、おれたちもまぜてよ。
友達7　うん、じゃ、まぜてよ。
友達8　なら。私もまぜて。
友達5　じゃ。みんなで遊べる遊び方がいいんじゃない？
友達4　そうだね。みんなで遊べる遊びって何がある？
友達6　はい。はーい。おれドッジボールがやりたい。
友達4　いいね。私もやりたい。
あんな　じゃあ。ドッジボールやろう。

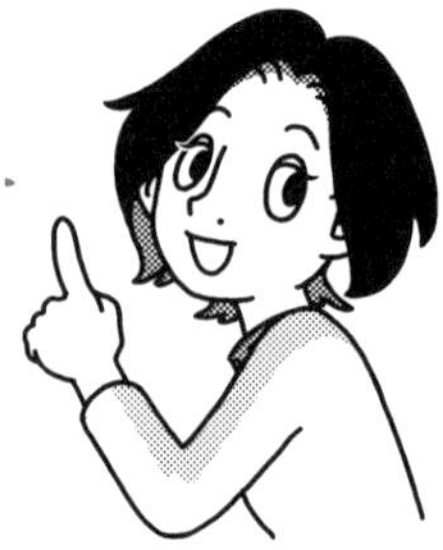
劇でけがをしてしまっては大変なので、ここで使うボールは、なるべく柔らかいボールがよいです。ビーチボールでもよいと思いますが、投げることを考えると、ソフトバレーボールがお勧めです。

ナレ2　（ドッジボールをソフトバレーボールで少しやる）
ドッジボールが終わり、夕方の音楽が鳴ったので、みんなで帰ることにしました。

教室

（ナレ1が机、椅子を1つ出す。はるかがそれに座る）
（友達4・7、あんな、りかこ、登場）

ナレ2　そして、翌日の学校です。教室でみんなで昨日のことを話しています。
友達7　昨日のドッジボール、楽しかったよな。
あんな　そうだね。また、やりたいね。
（友達7、いなくなる）
はるか　今度は、だれかの家で遊ばない？
りかこ　そうだよね。賛成！
友達4　でも、外で遊んだほうが…。
はるか　昨日は、外で遊んだからいいじゃない。
りかこ　だれかの家で、ゲームでもしようよ。
あんな　わかった。じゃあ。今度だけ、特別ね。
はるか　やったー。
りかこ　じゃあ。明日の土曜日。私の家で遊ぼうよ。

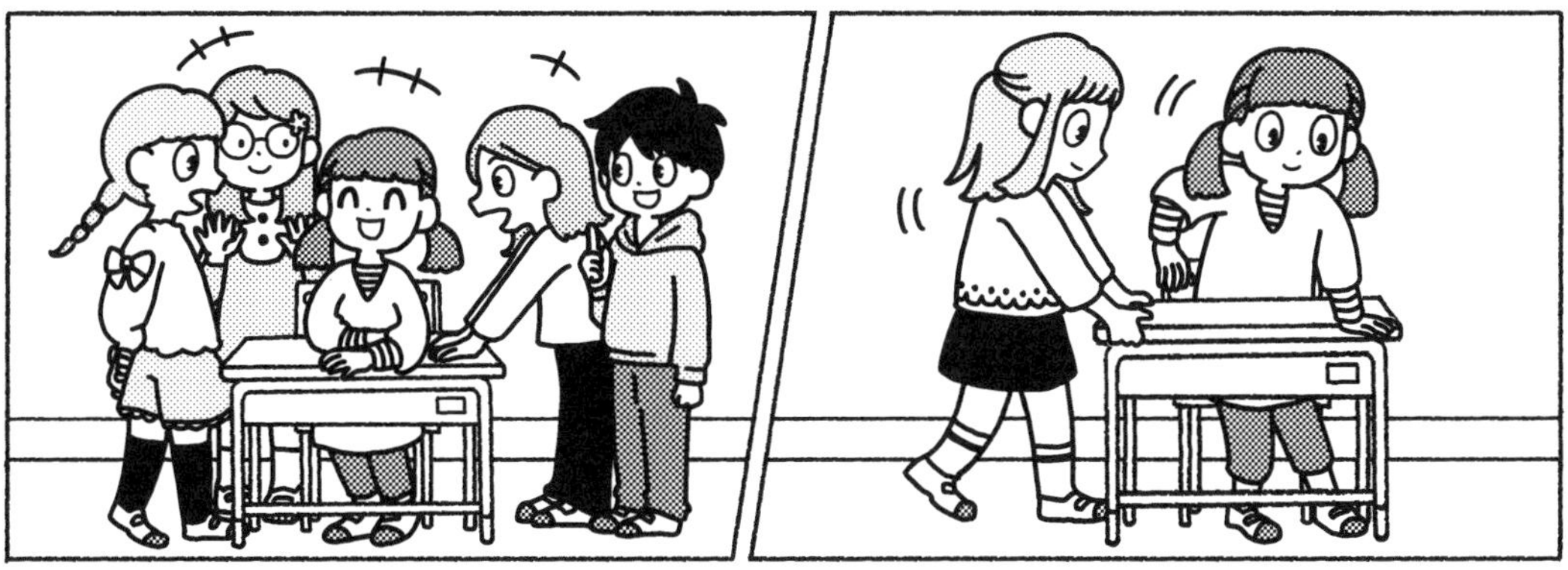

（ナレ1が机だけ片付ける）

はるかの家

（母は椅子に座る）

ナレ2　ここははるかさんの家です。

（はるか、登場）

はるか　お母さん。ただいま。

母　おかえりなさい。

はるか　明日、りかこちゃんの家で遊ぶんだ。

母　ゲームじゃなくて、外で遊ぶのよ。ゲームは眼に悪いし、太陽の光をあびると、体によいことがたくさんあるって、お医者さんも言ってたわよ。

はるか　はーい。（後ろを向いて、言う通りにしないというふうに手をふる）

（母、いなくなる。天使1・2・3、登場）

天使1　はるかちゃん。

はるか　何？　あなたたちはだれ？　どうなってるの？　仮装パーティー？

天使2　はるかちゃん。いつまで、外で遊ぶのをいやがる気？

はるか　だってー。

天使3　外遊びをすると、体力がつくことはもちろんだけど、他にも、よいことがあるのよ。

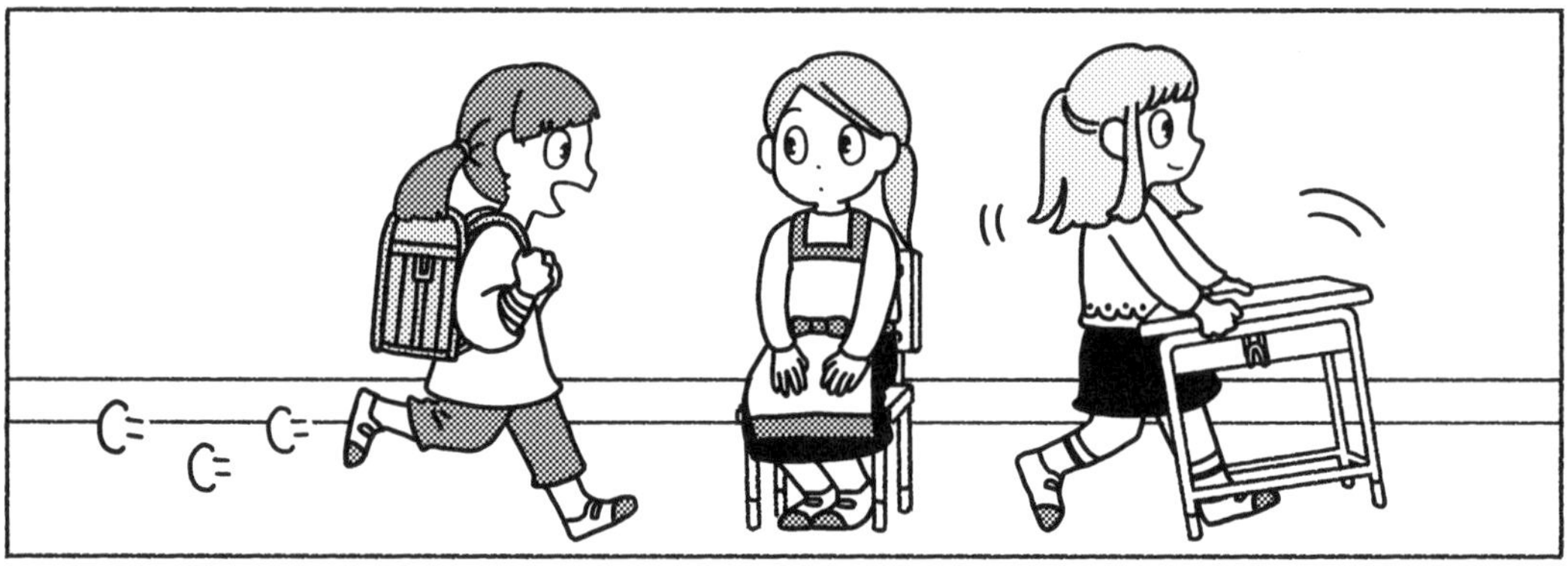

天使1　まず、あんなちゃんたちが言っていたように筋肉がついて、きれいな体つきになれるし、ふとりにくくなるの。

天使2　それから、心を落ち着かせるホルモンが出るようになるのよ。

天使3　イライラしなくなったり、人を攻撃しなくなったりして、心が落ち着くようになるのよ。

天使1　このホルモンを出すためには、リズミカルな運動と朝の光をたくさんあびることが大切なんですって。

はるか　そうだったんだ。今度こそわかりました。

天使3　やっとわかったようね。

（天使がはるかをかくす）

（はるか、椅子に座って眠っている。天使はいなくなる）

（母、登場）

母　はるか、おやつよ。そんなところで眠っているとかぜひくわよ。

はるか　え？（起きる）お母さん。不思議な夢を見たの。

ナレ3　はるかさんは、夢の内容をお母さんに話しました。

母　不思議ね。この前、お母さんがお医者さんに行ったときに聞いてきたのと、同じことをその天使さんたちは言っているわ。

はるか　夢だったのに、言ってた中身は本当のことなんだ。

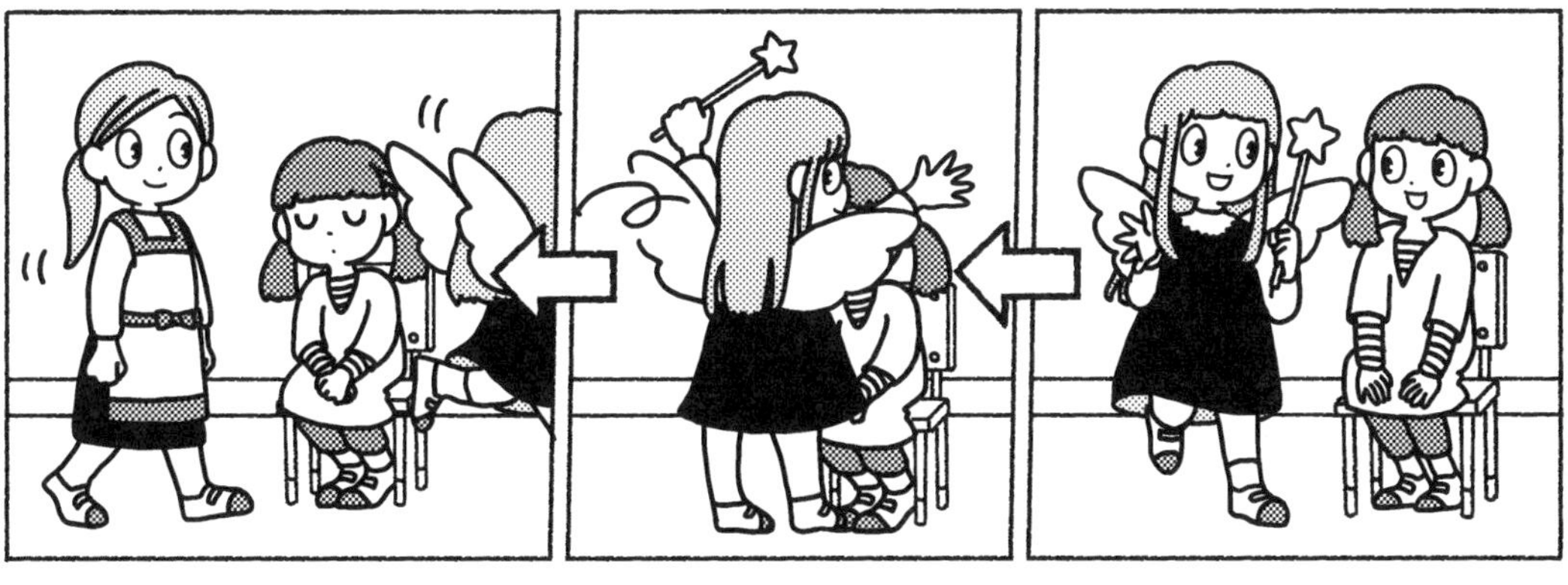

公園

（はるか、あんな、友達4、登場）

ナレ3　みんなと遊ぶ土曜日になりました。公園で待ち合わせをしています。

（りかこ、登場）

りかこ　みんな、家で遊ぼう。

はるか　やっぱり、外で遊ぼうよ。

りかこ　どうしたの？

あんな　私は賛成！

友達4　私も、賛成！

はるか　外で元気に遊ぶのが1番だってやっとわかったの。りかこちゃんにも、遊びながら、ゆっくり教えてあげるね。

ナレ3　そして、みんなで遊びました。これから、はるかさんは、クラスの他の友達にも外遊びがどうしてよいか教えてあげました。それからは、みんなで毎日、外遊びをするようになりました。

委員長　キャスト紹介

委員長　終わりの言葉

今回のポイント

◆外遊びをすると体力がつく。

◆筋肉がつくと、スタイルもよくなる。

◆リズムよい外遊びをすると、心を落ち着かせるホルモン（セロトニン）がよく出るようになる。

委員会活動としての保健劇づくり

保健劇は、集会活動の一環として行われます。そのため、特別活動の教育としての目的をもっています。それは次の３つです。

①子どもたちの自主性をできるだけ大切にすること
②子どもたち自身が考えたり、話し合ったり、活動したりすることを重視すること
③子どもたち自身が達成感、成就感が得られるように活動を進めていくこと

この３つをベースに、保健劇をつくっていきましょう。

テーマ選びについて

まず、保健劇の時期やこれまでの保健委員会の年間の活動を参考にした、いくつかのテーマを提示して子どもたちと話し合いをもちます。

このとき、子どもたちが「率直に話せること」が大切です。この、「率直に（＝本音で）話せること」というのは、話し合いの基本です。ですから、ふだんの保健教育でも、「正解は何か」を探すことではなく、自分で考えたことや意見を、率直にありきたりでなく話してみる話し合いにしたいと思っています。

これは、今、盛んに言われている、「コミュニケーション能力」をつける第一歩です。子どもが「やらされた」という意識をもたないように進めるのも大切なことです。実は、このときの「本音で語り合う」という話し合いが、この後の台本づくりにつながってくるのです。

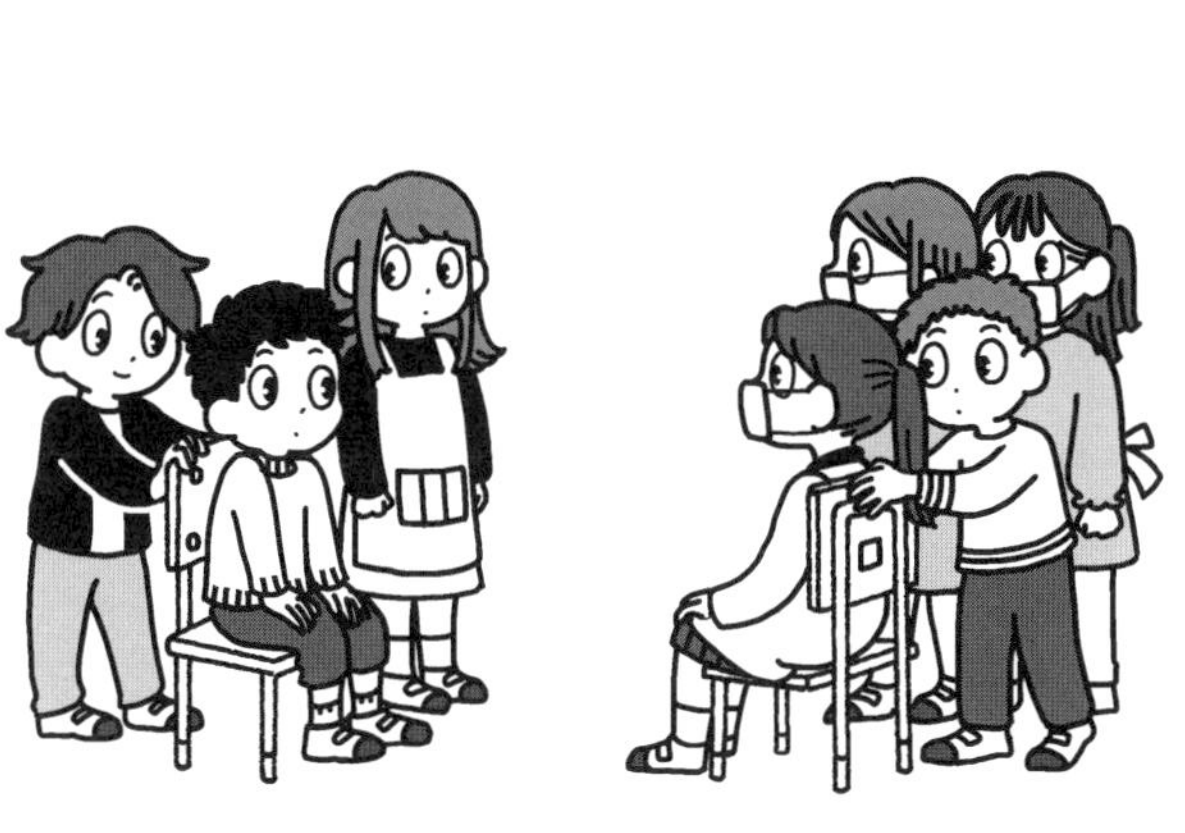

第4章「けがの手当て（鼻血、すり傷）」

あらすじ

太郎と次郎が、遊んでいてけがをします。そのときに、保健博士が現れて、応急手当てを教えてくれます。そして、すり傷を水で洗うと傷の中で何が起こるのか見せてくれて…。健康サポーターが登場しバイキンと戦います。

キャスト

保健博士（　　　）
太郎（　　　）
次郎（　　　）
友達1（　　　）
友達2（　　　）
友達3（　　　）
友達4（　　　）
友達5（　　　）
友達6（　　　）
友達7（　　　）
友達8（　　　）
友達9（　　　）
友達10＋水（　　　）
友達11＋水（　　　）
友達12（　　　）
バイキン1（　　　）
バイキン2（　　　）
バイキン3（　　　）
健康サポーター レッドメンバー（　　　）
健康サポーター ブルーメンバー（　　　）
健康サポーター イエローメンバー（　　　）
ナレーター1（　　　）
ナレーター2（　　　）
ナレーター3（　　　）
ナレーター4（　　　）

小道具

- ●水…青い布（できれば5メートルくらい。青いスズランテープ5メートル×2本でも代用できるかもしれません）
- ●健康サポーター
  …マント（風呂敷などでも可）青、赤、黄色
  …お面（縁日で売っているようなもので可）顔出しして額に着けさせる。
- ●保健博士…白衣、メガネ
- ●バイキン…黒マント、角のカチューシャ 3
- ●机 2、椅子 2
- ●説明の紙や絵（基本的にはナレーターに作製させる）模造紙か大きな画用紙を貼り合わせて作製する。

副委員長　はじめの言葉

校　庭

（太郎、中央に立っている）

ナレ1　ここは、○小の校庭です。

（次郎が走ってきて太郎にぶつかる）

次郎　いてー。（痛そうに顔を押さえて、太郎はしゃがむ）

太郎　ごめん。大丈夫？

（友達9・10・11・12、登場）

友達9　太郎さん、大丈夫か？

友達10　あ。鼻血が出てるよ。

友達11　そのまま、すぐに保健室に行こう。

（保健博士、登場）

保健博士　ジャーン！　ちょっと待った。

友達9　えっ！　何で？

次郎　ていうか、あなたはだれですか？

保健博士　あー。ごめんごめん。自己紹介を忘れていたね。私は保健博士だ。よろしく。これから君たちにけがの手当てについて教えてあげよう。

この劇について

保健室にすり傷や鼻血で来室する児童は、傷がよごれたままだったり、鼻を押さえてこなかったりすることが多いのではないでしょうか。基本的な応急手当を教えることは、校外でのけがにも役に立ちます。子どもが好きなヒーローに登場してもらい、注目させました。

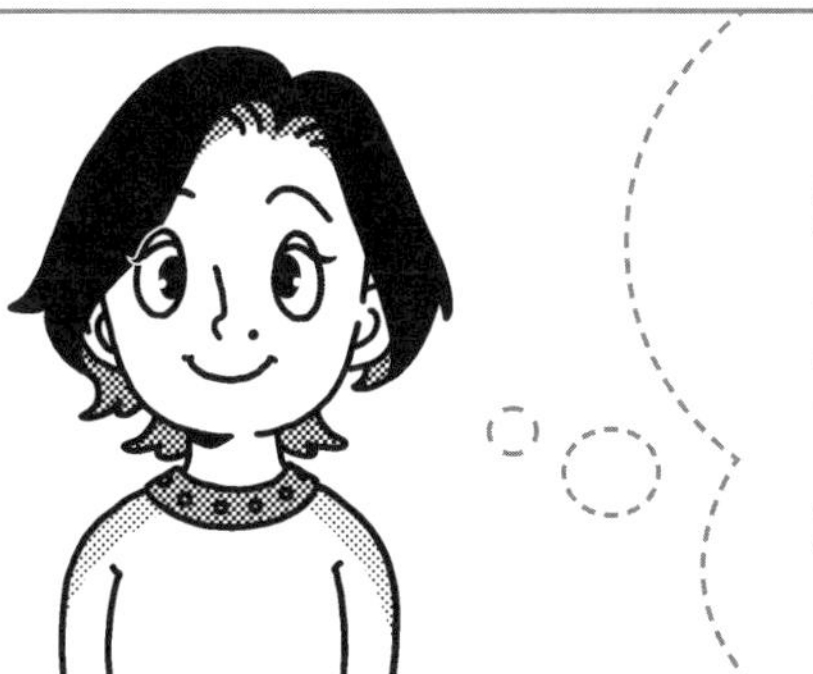

友達10　ありがとうございます。

友達11　とにかく、血が出てるから早く教えてください。

保健博士　鼻血が出たら、すぐに鼻のここをつまむこと。

（ナレ3・4、鼻の絵を持って登場）

絵

（保健博士、絵をさして押さえるところを教える）

次郎　わかりました。太郎さん鼻のここ（おおげさにつまんで、次に手をはなして）をつまんですぐに保健室に行こう。

（太郎、次郎、2人でいなくなる）

友達12　ところで、どうしてここをつまむとよいのですか?

保健博士　それはね。

（ナレ1・2、紙を持って登場）

＊はなぢがとまりやすい。

＊ちがたれにくいから、まわりをよごさずにすむ。

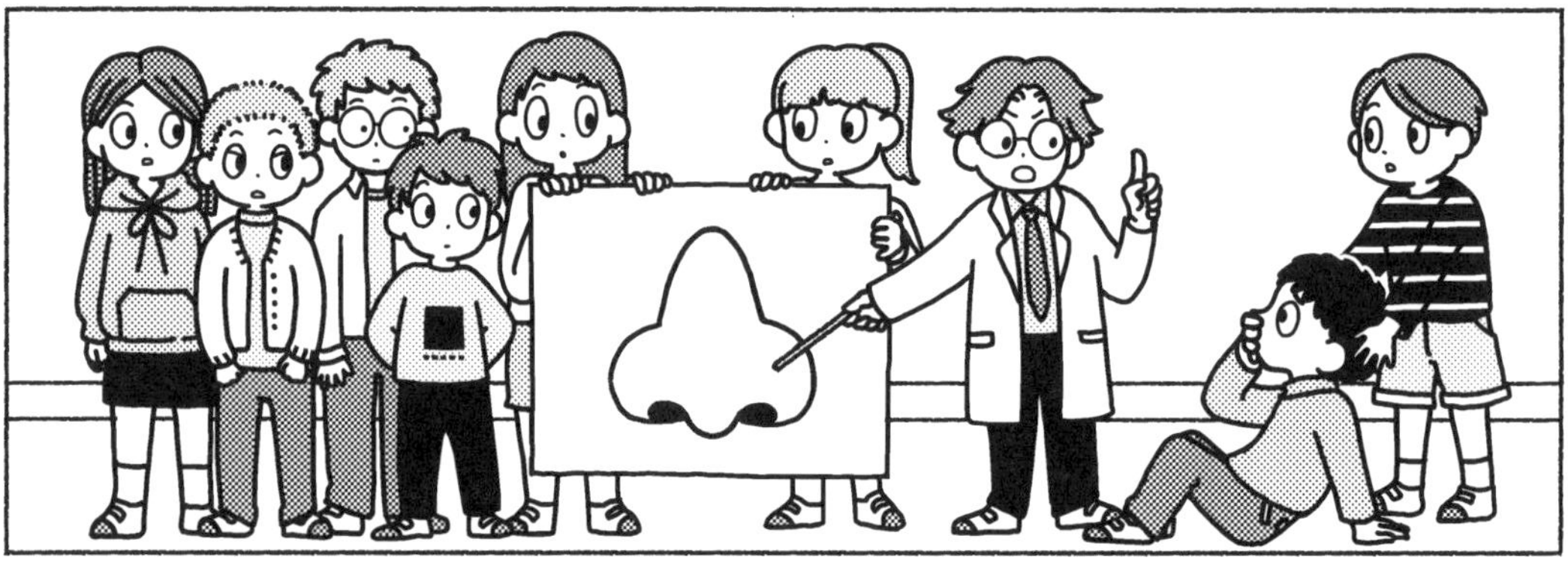

（保健博士、そっといなくなる）

友達10　なるほど、ありがとうございました。

友達12　あれ？　保健博士、いなくなっちゃった。

（全員、いなくなる）

教室

（バイキン1・2が机2個、椅子2個を出す。友達2、太郎、次郎、登場）

ナレ3　次の日、太郎さんと次郎さんが教室で話をしていました。

（友達1・3、登場）

友達1　お！　太郎と次郎、鬼ごっこしようぜ。

友達2　ちょうど3人しかいなくて、こまってたんだ。

太郎　うん。それならよいよ。

次郎　おれも賛成！

友達3　じゃ。校庭に行こう。

（バイキン1・2、机、椅子をさげる）

ナレ2　10分後の校庭です。

（友達2、出てくる。それを追って太郎、次郎、友達1・3、出てくる）

太郎　待て～。

次郎　つかまえられるかな？
友達1　待てー。おまえ速くなったな。
友達2　だって練習したもん。
友達3　みんな速くなったね。
次郎　あっ！〔次郎転ぶ〕
友達2　大丈夫？
友達3　次郎さん、ひざから血が出ているよ。
太郎　保健室に行ったほうがいいよ。
次郎　大丈夫だよ。
友達1　本当に大丈夫？
次郎　うん。おれ元気だし。続きしようぜ。
ナレ4　次郎さんは、ひざをすりむいているのに、そのまま遊んでいます。大丈夫でしょうか。
（保健博士、登場）
保健博士　ジャーン！　あぁ～！　君、傷をそのままにしちゃだめだよ。
次郎　あ！　保健博士。
太郎　昨日はありがとうございました。保健室につく前に鼻血が止まりました。止め方がじょうずだって保健の先生にほめられました。
保健博士　それはよかった。

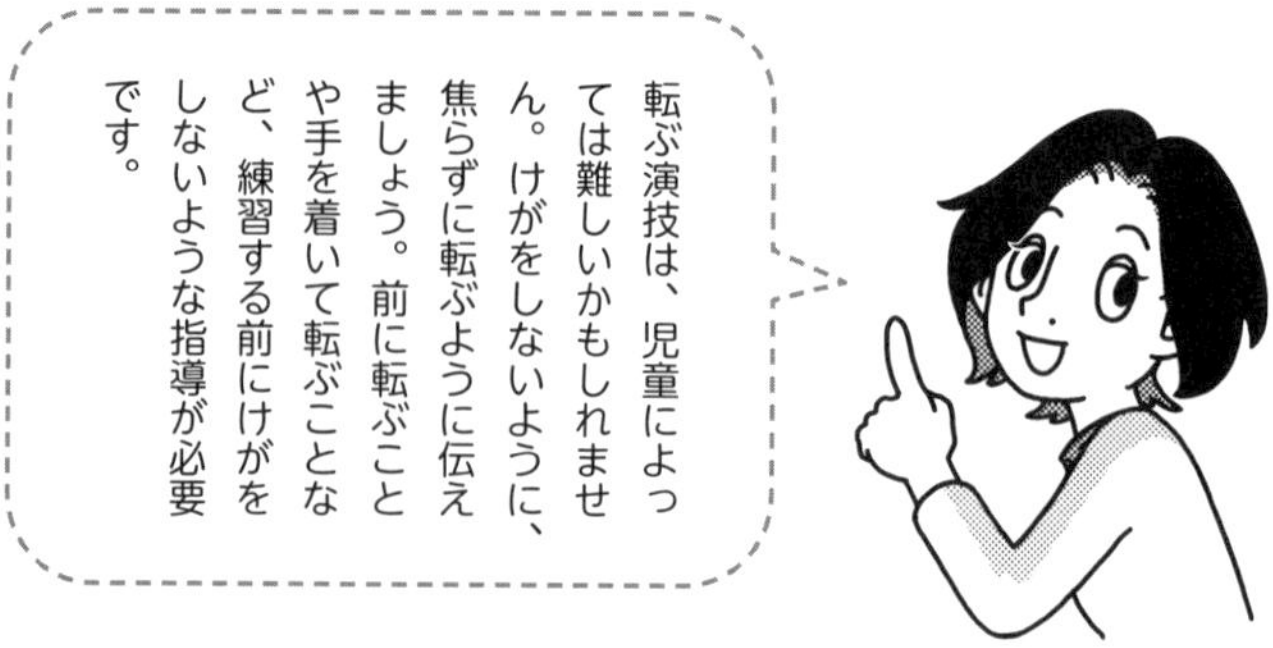
転ぶ演技は、児童によっては難しいかもしれません。けがをしないように、焦らずに転ぶように伝えましょう。前に転ぶことや手を着いて転ぶことなど、練習する前にけがをしないような指導が必要です。

友達2　あの人だれ？
太郎　保健博士。けがの手当てについて教えてくれるんだって。
友達3　え、聞きたい！
（友達4・5・6・7・8、出てくる）
友達4　ねえ、ねえ、何やってるの？
友達5　（保健博士を指さしながら）あ！
友達6　あの人だれ？
友達3　保健博士なんだって。けがの手当てについて教えてくれるんだって。
友達7　あなた、保健博士なんだ、よろしくお願いします。
保健博士　やぁ。よろしく。
友達8　おもしろそうだから聞いてみない？
友達6　賛成！　わたしはよいよ。３人は？
友達4・5・7　うん。よいよ。
（保健博士の前にみんな集まる）
保健博士　ごほん。では、すり傷をしたとき、どうしたらよいか知っていますか？　わかる人！
次郎　はーい！〔手をあげる〕
保健博士　では次郎さん。〔次郎をさす〕
次郎　そのままにしておく。

全員　えー。
次郎　だって、薬つけるとしみるから、絶対やだ！
保健博士　次郎さんの答えが○か×かは、みなさんわかるよね。｛全校を指さしながら｝
太郎　もちろん×。
保健博士　その通り。
次郎　え。何で？
保健博士　そのままにしておくと、バイキンがどんどんふえるし、傷についたドロが取れなくなってしまうんだ。
次郎　へぇ。そうなんだ。
保健博士　じゃあ。太郎さんはどうすればよいと思う？
太郎　学校でのけがなら、保健室にすぐ行く！
保健博士　みんなもそう思うかな？　｛全校を指さす｝
友達4　それって当たり前でしょ。○に決まってる。
保健博士　ははは。答えは×。｛胸の前で×を作る｝
友達6　え？　どうして。
友達7　私、わかった。保健室に行く前にすることがあるんだ。
保健博士　その通り。なんだと思う？
友達8　わかった。水で洗うんだ。

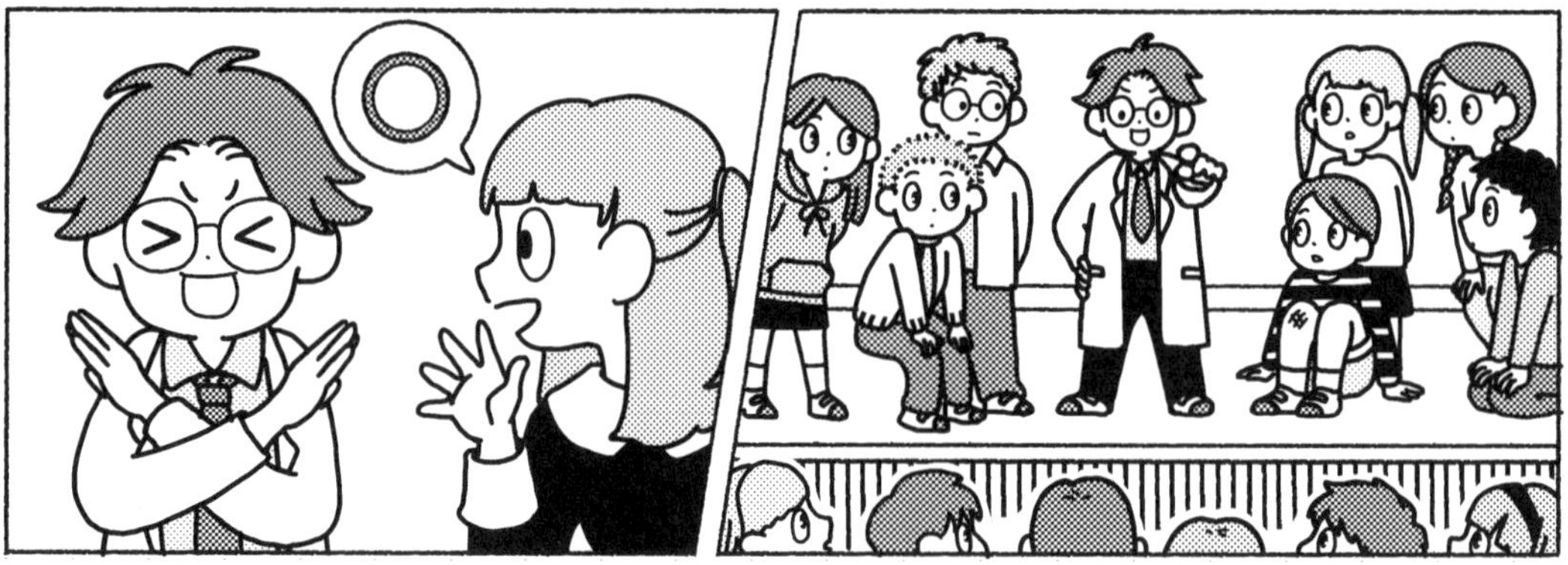

保健博士　大正解。
次郎　じゃあ。水で洗って保健室に行ってきます。
（次郎、手をふりながらいなくなる）
友達6　学校の外の公園や道路で転んですりむいても同じですか？
保健博士　もちろん。じゃあ。水で洗ったときの傷の中をみんなに見せてあげよう。
（全員、いなくなる）
ナレ4　さあ。本当でしょうか。次郎さんの傷の中を見てみましょう。
ここは、次郎さんの傷の中。あっ！　あんなところにバイキンが！
（バイキン1・2・3、登場）
バイキン1　傷口は、おれさまたちのえさがいっぱいだ。うしし。
（健康サポーターレッドメンバー、ブルーメンバー、イエローメンバー、登場）
レッドメンバー　水の中にひそむ健康サポーター！！　いけっ！　ブルー!!
ブルーメンバー　よーし。水道の水光線！！　ビビビビビ！
（水が登場。舞台の左右に立ち、青い布を動かす）
バイキン2　ギャアー。こう水だぁー。あぶぶぶぶ。流されるー。どうしよう。
ナレ2　水道の水で、バイキンが流されています。
バイキン3　うー。なんだこれは。
イエローメンバー　水道の水だ。これで傷が治りやすくなるんだ！！

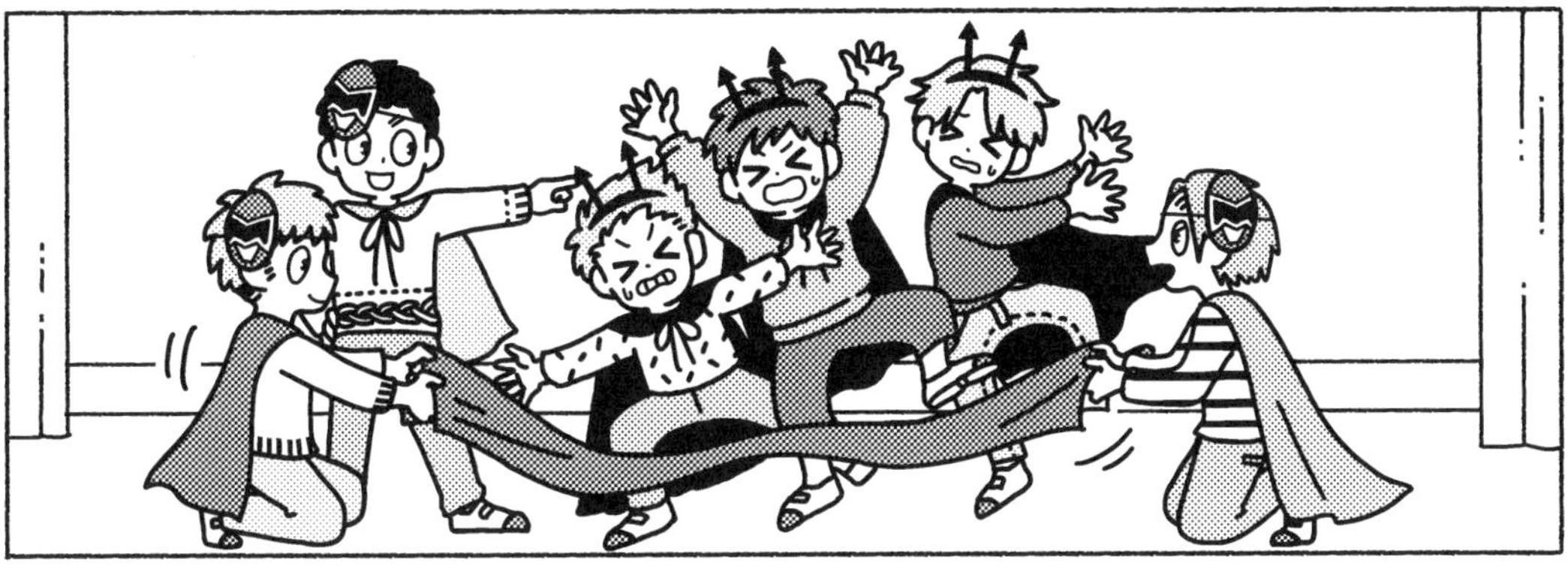

ナレ1　水道の水で傷をきれいに洗い流すと、よごれがなくなって傷がきれいに治りやすくなるのです。
バイキン1　ギャアー。助けてくれー。くくくるしいー。
レッドメンバー　さぁ！　行くぞ!!　かかれー。
メンバー3人　｛好きなこうげきをする。｝
バイキン1・2・3　｛好きなことを言う。ギャァー。ギャァー。やめて。など｝
バイキン1・2・3　ギャァー。｛たおれて、舞台そでへ消える。｝
メンバー3人　やったぞ。｛3人で勝利のポーズ｝

（全員、いなくなる）

（保健博士、友達7・8、登場）

保健博士　水で洗うと、傷の中はこうなるんだ。よごれもキンもたくさん流れて行くんだよ。
友達8　他にしなくてはいけないことはありますか？
保健博士　そうだな。けがをしたらすぐに大人に知らせること。手伝ってもらわなくてはならないことは、やってもらうこと。
友達7　大人って、だれでもいいんですか？
保健博士　学校だったら先生。家だったらお家の人。公園だったら助けが必要なら近くにいる大人の人、だな。

（全員、いなくなる）

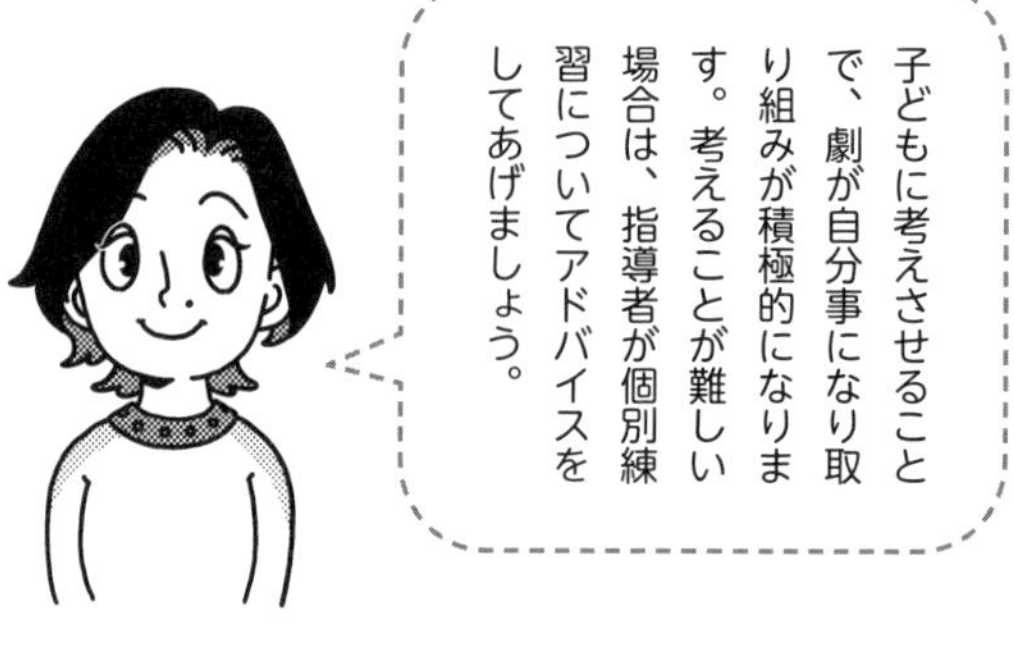
子どもに考えさせることで、劇が自分事になり取り組みが積極的になります。考えることが難しい場合は、指導者が個別練習についてアドバイスをしてあげましょう。

保健博士 （保健博士と紙を持ったナレ3・4、登場）
復習もかねて、○小のみんなに教えよう。
すり傷のときは、

すり傷
①水道の水で、傷口をよく洗う。
②お家の人や先生に見てもらう。
（子どもたちだけで勝手に判断しない）
③ばんそうこうなどをはる。

ナレ1 まず、すり傷ができたときは、保健室に来る前や大人の人に見てもらう前に、傷口をきれいに洗いましょう。ドロなどが残っていると、傷がうんでしまうことがあります。

保健博士 ○小のみんなもわかったかな？ 鼻血の止め方とすり傷の手当て、今日からすぐにやるんだよ。

（全員台本のはじめの役の順番で全校から見て左から並ぶ）

委員長 キャスト紹介

委員長 終わりの言葉

今回のポイント

◆鼻血は、小鼻をつまんで止める。
◆すり傷は、水道水で洗ってから手当てする。
◆けがをしたら、必ず大人に報告し、確認してもらう。

第5章

「手洗い、ハンカチについて」

あらすじ

みずおさんは、手洗いを忘れてしまったり、服で手をふいたりしています。そこへハンカチ大切キャンペーンをしているカチさんたちが現れて…。

キャスト

主人公　みずお　〈　　〉
カチ1　〈　　〉
カチ2　〈　　〉
カチ3　〈　　〉
担任の先生　〈　　〉
バイキン　ばいお　〈　　〉
バイキン　きんお　〈　　〉
はなこ　〈　　〉
さちこ　〈　　〉
みちこ　〈　　〉
友達1　〈　　〉
友達2　〈　　〉
友達3　〈　　〉
友達4　〈　　〉
友達5　〈　　〉
ナレーター1　〈　　〉
ナレーター2　〈　　〉
ナレーター3　〈　　〉
ナレーター4　〈　　〉

小道具

●みずお…給食当番の白衣
●カチ…クイズの内容を書いた紙、白マント　3
●バイキン
…マントかシャツ　2
…カチューシャ　2
●机　1、椅子　1

副委員長　はじめの言葉

教室

（みずお、はなこは舞台に出る。みずおは椅子に座り、はなこはそばに立つ）

ナレ2　ここは、6年7組の教室です。

（チャイム音…みんなで言う）

ナレ2　4時間目終わりのチャイムです。

（みずお、椅子から立ちあがり、出てきた友達3・4・5とじゃれ合う）

みずお　やっぱ給食当番だー。

（友達3・4・5、いなくなる。みずおは一度、舞台のそでに下がって白衣を着て登場。手を洗わずに仕事をしようとする）

はなこ　ちょっとー。みずおさん。みんなが口にする食べ物をよそうんだから…。

みずお　はなこ、なんだよ！　つばとぶだろ！　口チャックしろ！

はなこ　みずおさんこそ、みんなが口にする食べ物をよそうのだから手を洗いなさいよ。

みずお　あっ！　やばっ！　忘れてた。（水道があると思って手を洗う演技をする）

ハンカチがなーーーーいから、白衣でふいちゃえ。（白衣で手をふく）

（さちこ、みちこが一緒に登場。ふたりで指さしながら言う）

さちこ、みちこ　何で白衣がぬれてるの？

この劇について

手洗いや清潔なハンカチで手をふくことは、感染症予防には欠かせません。児童、保護者ともに感染症が流行しているときは意識するのですが、流行期がすぎると忘れてしまいがちです。感染症予防の基本として習慣づけしてほしいと思ってつくりました。

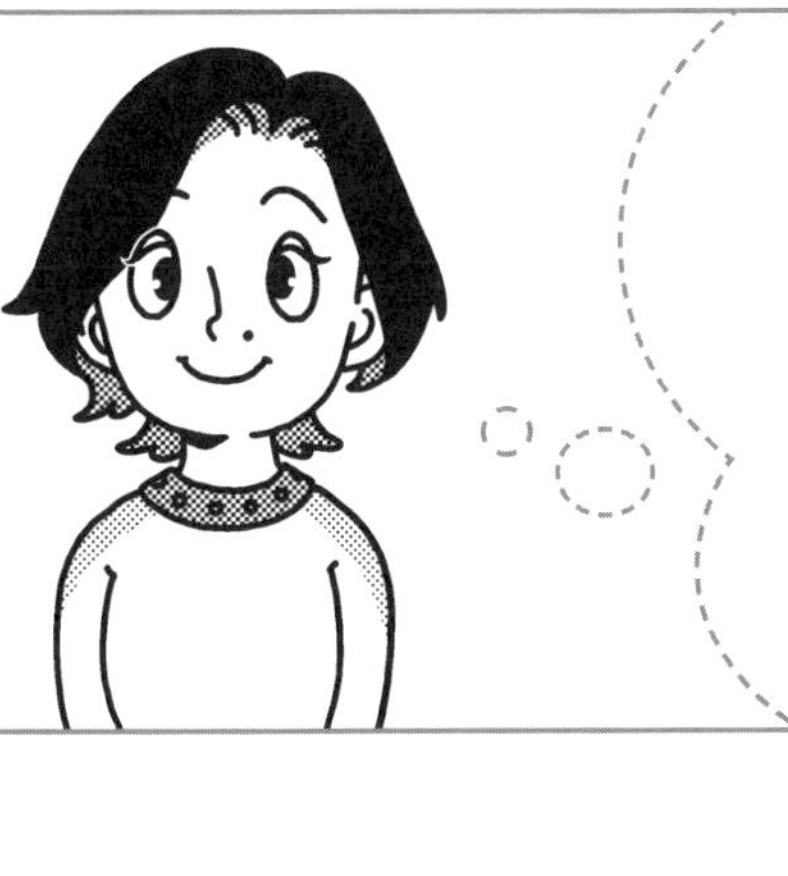

みずお　手をふいただけだよ。悪いか？

さちこ、みちこ　（ふたりで同時に言う）悪いに決まってるじゃない！

さちこ　ハンカチは？

みずお　ハンカチなんて、ないわ！　そんなの！

（カチ1・2・3、アピールしながら登場）

カチ1　ハンカチキャンペーンをしているカチです。

全員　わーぉ！

（担任の先生、登場）

担任の先生　あなたたちはだれですか？

カチ1　決してあやしい者ではありません。私たちは、ハンカチ大切キャンペーンをしているカチです。

ナレ2　カチさんたちは、ハンカチを持っていないと現れる謎の人物です。

カチ2　ハンカチ大切キャンペーンのためにクイズなどを出し、みんなに大切なことをたくさん伝えているのよ。

みずお　クイズ？

（はなこ、さちこ、みちこ、先生、いなくなる）

（友1・2・3・4、出てくる）

（ナレ2・3・4、①～⑤を書いた紙を持って登場）

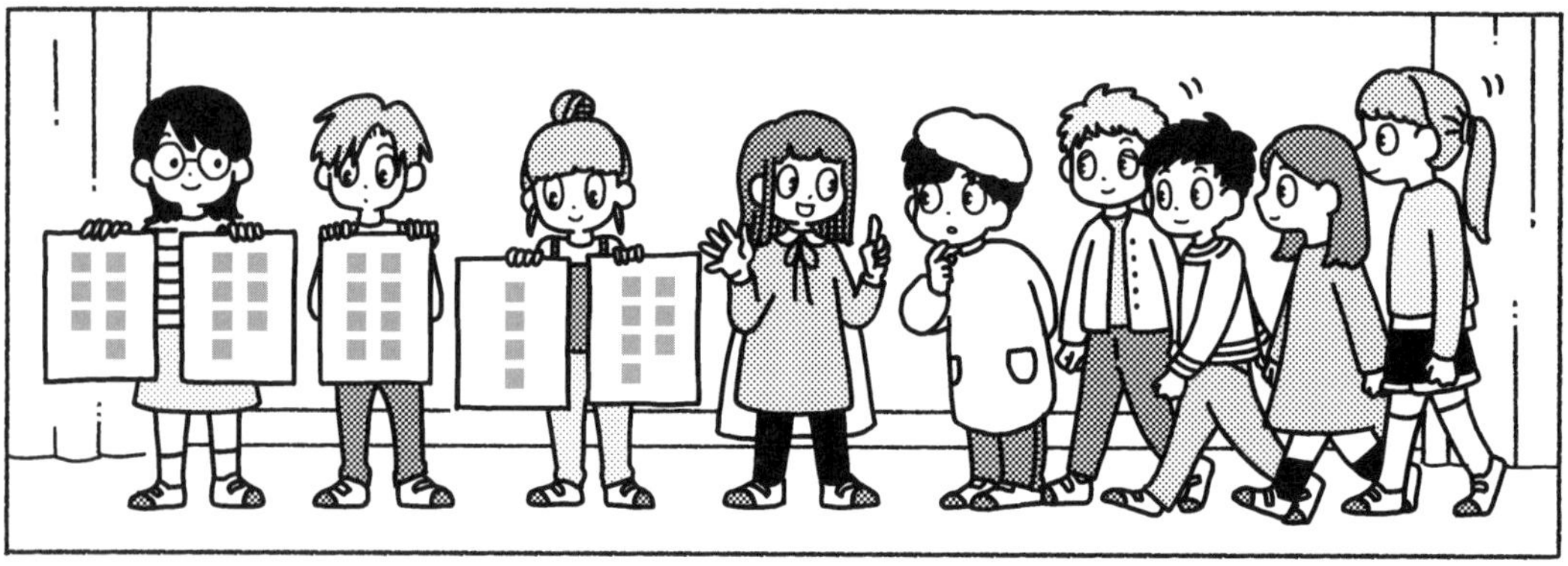

カチ1　第1問です。ハンカチを持っているとよい理由はなんでしょう？

ナレ1

① 洗った後に手をふける。
② 汗をふける。
③ せき、くしゃみが出るときは、マスクの代わりになる。
④ 火事のときにけむりをすうことを防げる。
⑤ けがのときに血を止めることができる。

友達1　①と②って当たり前よね。

友達2　でもさ、④も、ひなん訓練のときに先生に言われるわよ。

友達3　③は保健の先生が言ってたよ。

友達4　ぼくは、⑤はだめだと思う。ハンカチがよごれるから。

カチ1　では○小のみんなに聞いてみましょう。

ナレ1　①の「洗った後い手をふける」だと思う人。手をあげてください。

(5秒たってから）手をおろしてください。

ナレ1　②の「汗をふける」だと思う人。手をあげてください。

(5秒たってから）手をおろしてください。

ナレ1　③の「せき、くしゃみが出るときは、マスクの代わりになる」だと思う人。

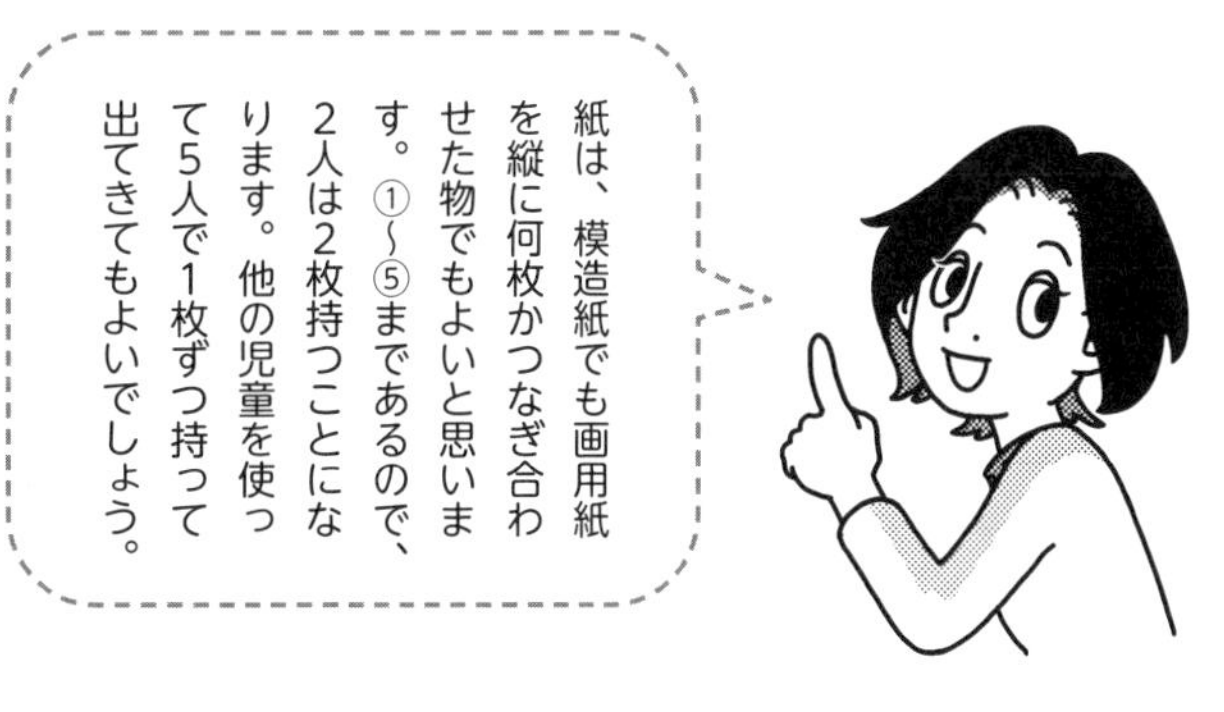
紙は、模造紙でも画用紙を縦に何枚かつなぎ合わせた物でもよいと思います。①～⑤まであるので、2人は2枚持つことになります。他の児童を使って5人で1枚ずつ持って出てきてもよいでしょう。

手をあげてください。
（5秒たってから）手をおろしてください。

ナレ1　④の「火事のときにけむりをすわないように防げる」だと思う人。
手をあげてください。
（5秒たってから）手をおろしてください。

ナレ1　⑤の「けがのときに血を止めることができる」だと思う人。手をあげてください。
（5秒たってから）手をおろしてください。

カチ1　では、答えを発表します。
（ドコドコ）⇧太鼓または、ナレーター1が口で言う。

カチ1　①から⑤の全部でした。
（ナレ2・3・4、問題の紙を持っていなくなる）

友達など全員　えーーーーーー。

友達3　なんだ。答えは全部だったんだ。

友達1　でも、確かにどんなときもハンカチは持っていたほうがいいね。

みずお　でもさ、ハンカチなんてなくても、おれは、ズボンや（ズボンで手をふく）や髪の毛で（髪の毛をばさばさやる）手をふくさ！

カチ3　それでは、第2問です。手をハンカチでふくのとズボンでふくのとでは何がちがうのでしょうか？

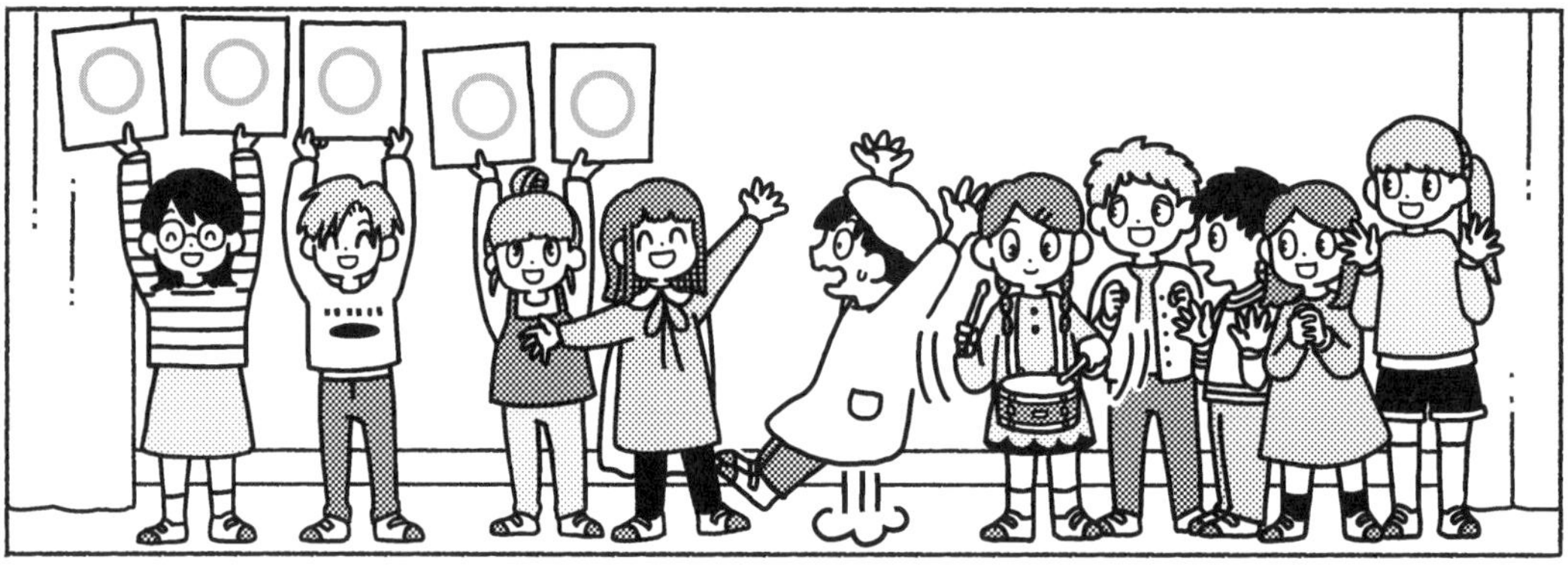

ナレ4　（ナレ1・2・3、①～③を書いた紙を持って登場）

第2問　（効果音）⇧ナレーター4が口で言う。

なぜ手をズボンでふかずにハンカチでふくのでしょうか。

①見た目がハンカチのほうがよく見えるから。
②せいけつさを保つため。
③服でふくと服がぬれてしまうから。

カチ3　正解は②の「せいけつさを保つため」でした。

カチ2　みずおさん、ズボンはきれいに見えても、バイキンがついているの。髪の毛なんて、バイキンがいっぱいついてるから、逆に髪の毛でふくことでキンをたくさんつけることになるのよ。

カチ1　ズボンも同じよ。

みずお　本当か？　やばー。

カチ2　では、手をズボンでふいてしまっている、みずおさんの手の様子を見てみましょう。

みずお　おれの手！！！（自分の両手をかざして見つめる）

（全員、いなくなる）

ナレ3　ここは、みずおさんの手です。手にバイキンがたくさんいます。

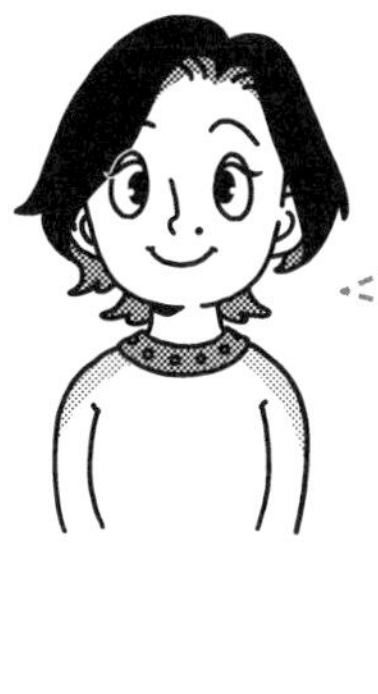

効果音は、デジタルな物を使ったり、太鼓のような物を使ったりしてもよいです。道具を最小限にするなら、口で言わせることをお勧めします。ナレーターの児童が効果音を言うのが苦手な場合は、得意な児童に代わってもらうのも1つの方法です。

ばいお　（ばいお、きんお、登場）
　　へっへっー。ここはおれたちの天下だぜ！

きんお　あにきー。歌でも歌おうぜ。

ばいお、きんお　「♪〜〜〜」（かたを組んで、てきとうになにか歌うでOK）
　　（ばいお、きんお、いなくなる）
　　（先ほどの場面の全員がもどって来る。友達5も出てくる）

みずお　えー。おれの手こんなことになってるのー。

友達5　早く手を洗いなよ。

ナレ3　（ジャー）⇧ナレーター3が言う。

ばいお、きんお　流される〜。（と言い、流れているようなかっこうをしながら、右から左、左から右へと動き、いなくなる）

みずお　これで手がきれいになった。

カチ3　そう、それで毎日ハンカチは取りかえて、せいけつなハンカチでふけば、手を洗った意味があるということよ。

ナレ3　すると、みんな次の日から、しっかりとポケットにハンカチを入れてくるようになりました。

カチ2　みなさん。ハンカチを持っていると、よいことがたくさんあります。

友達1　かぜのとき人にうつさなくてすみます。

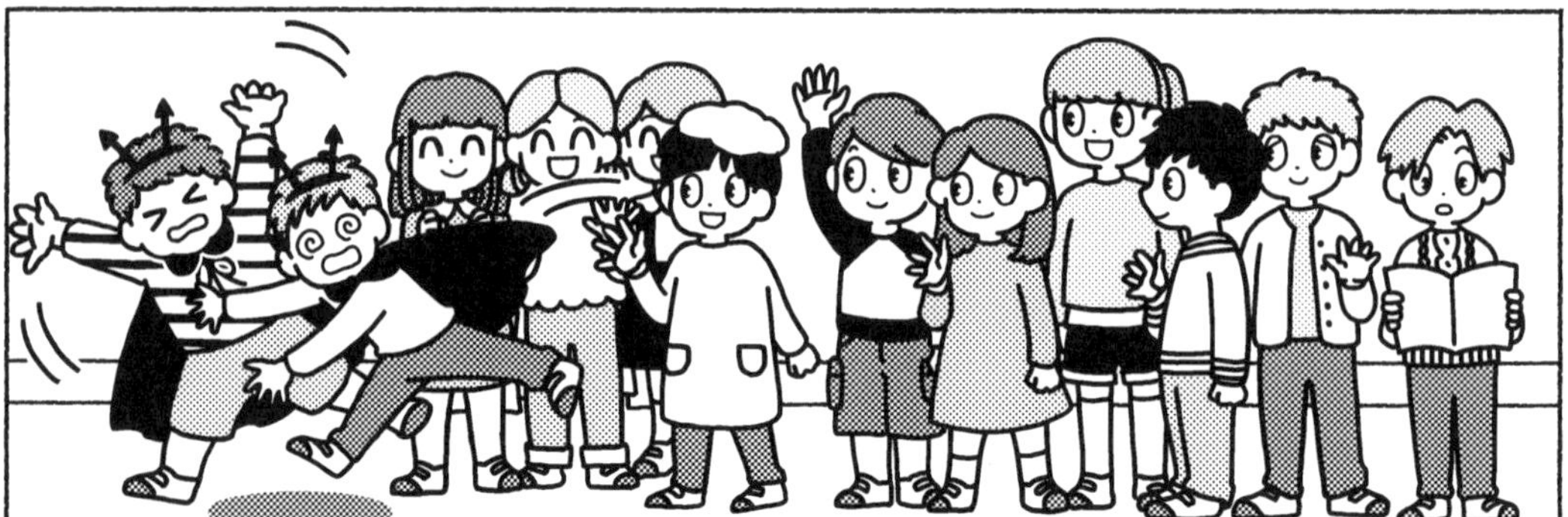

友達2　血が出ても、止めることができます。

友達5　火事のとき、けむりが口に入るのを防ぎます。

友達4　命が助かるかもしれません。

カチ3　みんなわかったかな？　ハンカチがどれだけ大切かわかってくれるとうれしいです。

カチ1　身の回りをせいけつに保つため、また、命を救うために。

全員　ハンカチをポケットに入れましょう。

（委員長、副委員長登場）

委員長　みなさん。劇はここまでですが、ところで正しい手の洗い方をおぼえていますか？

それでは復習をします。音楽に合わせてみなさんもやってください。2回流します。

（委員長は音楽に合わせて手洗い方法を言う。…例えば「手のひらをこすります」「指と指の間を洗います」など。

副委員長は委員長の横に立ち、その通りの見本を見せる。2回やる。舞台にいる全員も同じように見本を見せる）

委員長　キャスト紹介

委員長　終わりの言葉

今回のポイント

◆ハンカチを身に着けることは、衛生の基本であることを理解させる。

◆ハンカチの役割について知る。

◆髪の毛や服で手をふくことは、かえって汚れをつけることになる。

◆正しい手洗いの方法を確認する。

第6章「免疫力」

あらすじ

ひなたさんは、ゲーム好きで、不規則な生活をしています。食事もいい加減なとり方をすることが多いです。病気になりやすく、今年は6回も病院に受診しています。病院の看護師さんに指導されたひなたさんは…。

キャスト

主人公　ひなた　〈　　　〉
担任の先生　〈　　　〉
保健の先生　〈　　　〉
友達1　〈　　　〉
友達2　〈　　　〉
友達3　〈　　　〉
友達4　〈　　　〉
友達5　〈　　　〉
友達6　〈　　　〉
友達7　〈　　　〉
友達8　〈　　　〉
友達9　〈　　　〉
病院の先生　〈　　　〉
看護師1　〈　　　〉
看護師2　〈　　　〉
母　〈　　　〉
ナレーター1　〈　　　〉
ナレーター2　〈　　　〉
ナレーター3　〈　　　〉

小道具

- ランドセル　4
- 母…エプロン　1
- 机　2、椅子　2
- 回転椅子　1
- 保健の先生…白衣　1
- 病院の先生…白衣　1
- 担任の先生…上着
- 看護師…白衣（ピンク：給食の白衣を布用染粉で染めた物（白のままでも可））2

副委員長　はじめの言葉

家

（母、登場）

ナレ1　朝が来ました。

母　ひなた、朝よ。遅刻するわよ。

ひなた　（出てこないでセリフだけ）もうちょっと寝かしてくれよ。

母　朝ごはん出しとくから。お母さんはもう仕事に行くからね。

ひなた　（出てこないでセリフだけ）はーい。（いやいやな感じで）

ナレ1　結局、ひなたさんは、学校に行くぎりぎりに起きて、朝ごはんも食べず、学校に行きました。

（ひなたはランドセルを背負って、舞台の右から左へかけぬける）

教室

（友達7・8、机といすを2つ出す）

（先生、ひなた、友達1・2・3、登場）

ナレ1　ここはひなたさんの教室です。

担任の先生　1時間目は、ドッジボールの大会です。体育館に行きましょう。

この劇について

健康教育を行う上で、免疫力を高めるという目標はとても重要なことだと思います。免疫力を高めるというと少し難しくなってしまうと思いますが、規則正しい生活に着目してみると、児童にもわかりやすいのではないかと考えました。

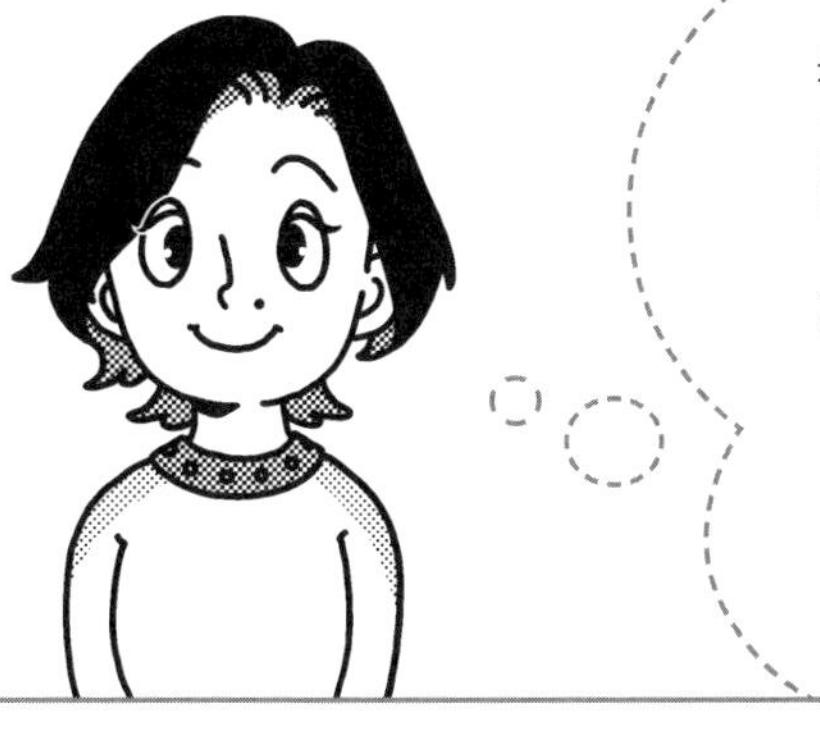

ひなた　（先生、いなくなる）
ドッジボールは好きだけど、今はやりたくないな。

友達1　どうしたんだよ。ドッジボール嫌いになったのか。いつものひなたじゃないよ。

友達2　そうだよ。変だよ。

友達3　朝ごはん食べてないんじゃないの？

（担任の先生が入って来る）

担任の先生　君たち早く体育館に行きなさい。

（全員、いなくなる）

ナレ1　ひなたさんは、けっきょく、ドッジボールをしましたが、顔色が悪かったので、保健室に行くように先生に言われました。

保健室

（友達7・8・9、机と椅子をしまう。回転椅子を出す）

（保健の先生、ひなた、登場、ひなた、回転椅子に座る）

保健の先生　ひなたさん、だいぶ顔色が悪いわね。ベッドで横になりなさい。

ひなた　はい。（舞台右手に入る）

ナレ1　その日ひなたさんは、結局早退することになり、おばあちゃんと家に帰りました。そして1時間がすぎました。

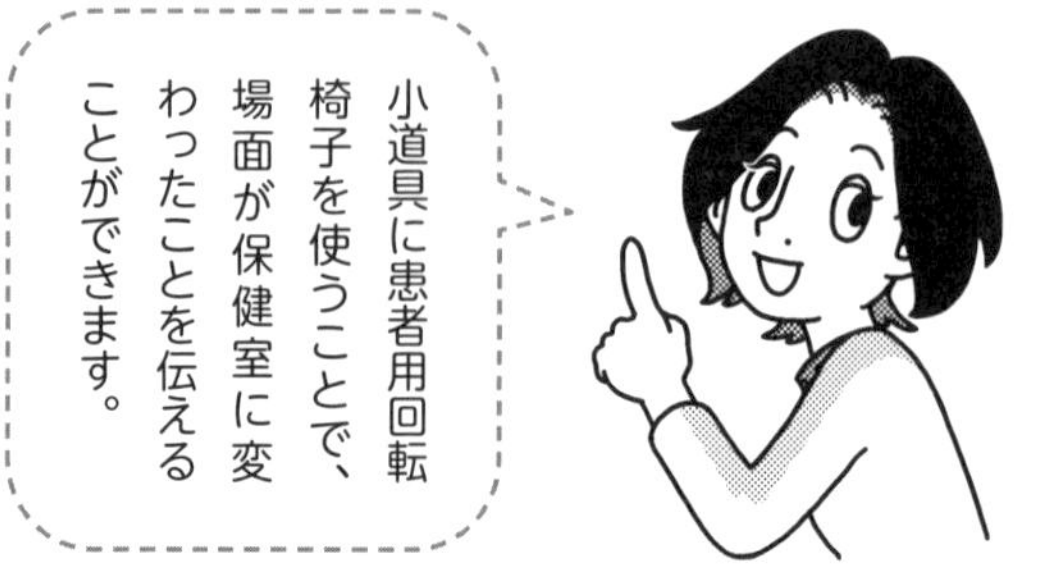
小道具に患者用回転椅子を使うことで、場面が保健室に変わったことを伝えることができます。

（友達9、回転椅子をしまう）

家

（ひなた、登場、床に座る）

ひなた　もう顔色も悪くないし、ゲームしよっと。おっと、おなかもへったから、炭酸飲料とスナック菓子を食べよ。（ゲームをしたり、お菓子を食べるしぐさをする）

ナレ1　あーあ。ひなたさんは、早退して帰ったのにゲームをたっぷりしてしまいました。やがてお母さんが帰って来ました。

母　（出てこないでセリフだけ）もう、6時半だからごはんにするわね。ひなたが好きなカレーよ。

ひなた　ちょっと待って。（客席に向かってみんなに伝えるようにして）今いいところなんだよ。お母さん、ごはんおいといて。

母　（出てこないでセリフだけ）早くしないと冷めちゃうわよ。

ナレ2　けっきょく、ひなたさんはごはんも食べず、ずっとゲームをしていました。次の日ひなたさんは、また寝ぼうをしました。でも、おなかがへっていたので甘いパンだけを食べて学校に行きました。

教室

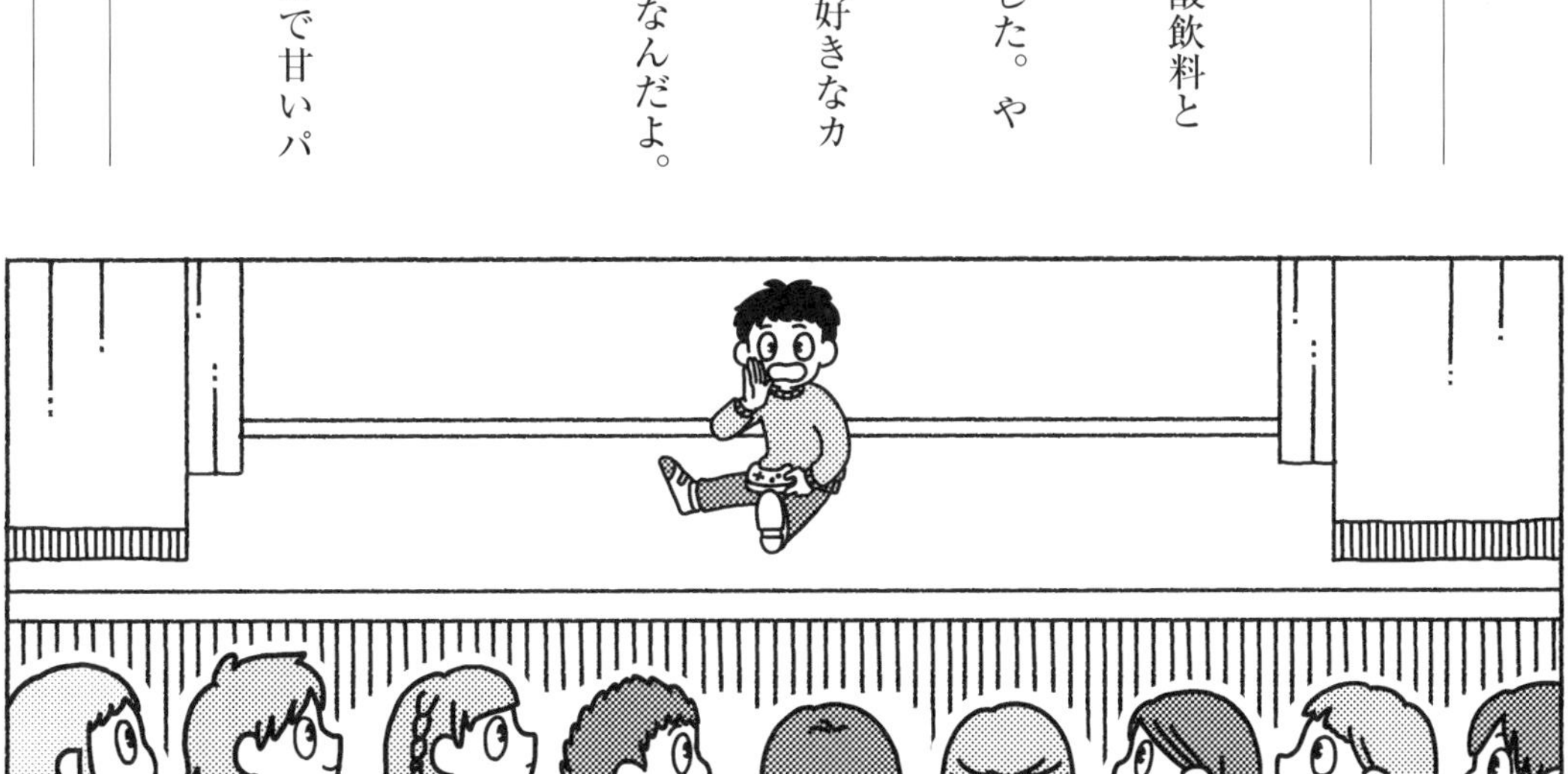

（友達1・2、机と椅子を2つ出す）

（ひなたがランドセルを背負って出てくる）

ひなた　おはよう。

友達4　ひなた、昨日大丈夫だったか？

ひなた　う…うん。まあ、もう平気だよ。

友達5　本当に大丈夫なの？

ひなた　うん。

友達9　よかったわね。

友達6　でも、よいな。早退。ゲームでもしてたんじゃないのか？

ひなた　そ、そんな。寝てたよ。ちゃんと。

ナレ2　ひなたさんはうそをついてしまいました。

（全員、舞台左に入る。友達1・3、机と椅子をしまう）

通学路

（ひなた、友達7・8・2、ランドセルを背負って登場）

ナレ2　その日、ひなたさんは友達と遊ぶことにしました。そして、何の遊びをするか相談しています。

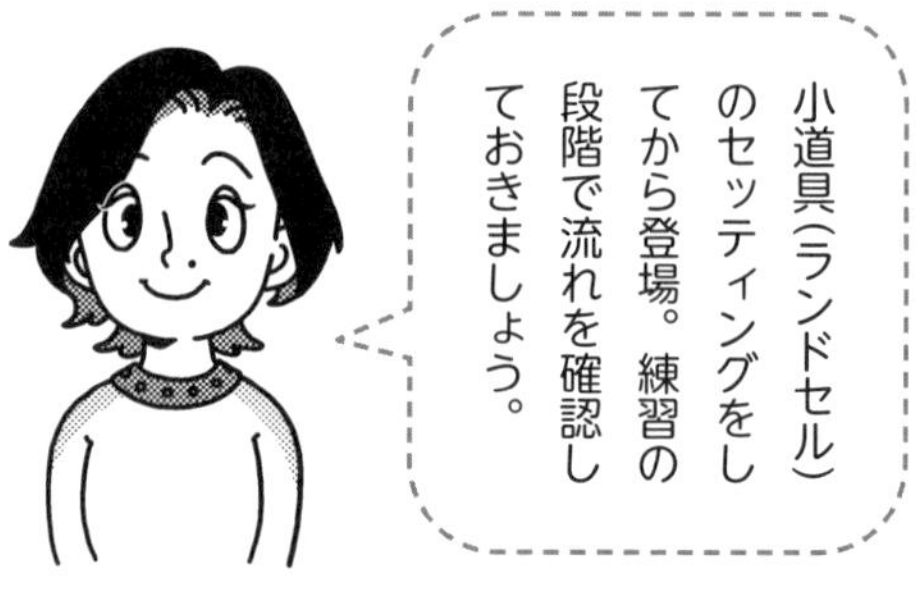
小道具（ランドセル）のセッティングをしてから登場。練習の段階で流れを確認しておきましょう。

ひなた　今日はゲームをしようよ。
友達7　ゲームもいいけど今日は晴れてるし、外で遊ぼうよ。
友達8　そうだよ。不健康になるぞ。
ひなた　健康とかって、どうでもよいからさ。ゲームやろうぜー。
友達2　だめだってば、きのう熱があって、ずっと部屋の中にいたじゃん。外で遊ぼうぜ。
友達8　賛成！
ひなた　じゃあ、持ちものは甘いお菓子ね。あと、のどかわくから炭酸飲料！
友達7　甘いものばっかりじゃん。むし歯になるよ。
友達8　お茶だけでいいよ。
ひなた　つまんないの。
（全員、舞台そでに入る）
ナレ2　ひなたさんは友達と遊びましたが、具合が悪くなったので、途中で家に帰りました。
母　（出てこないでセリフだけ）ひなた、熱があるみたい。病院に行きましょう。

病院

（友達1・3、回転椅子1つと児童椅子を2つ出す）

（病院の先生と母は、児童椅子に座る。ひなたは回転椅子に座る。看護師1・2は病院の先生のそばに立つ）

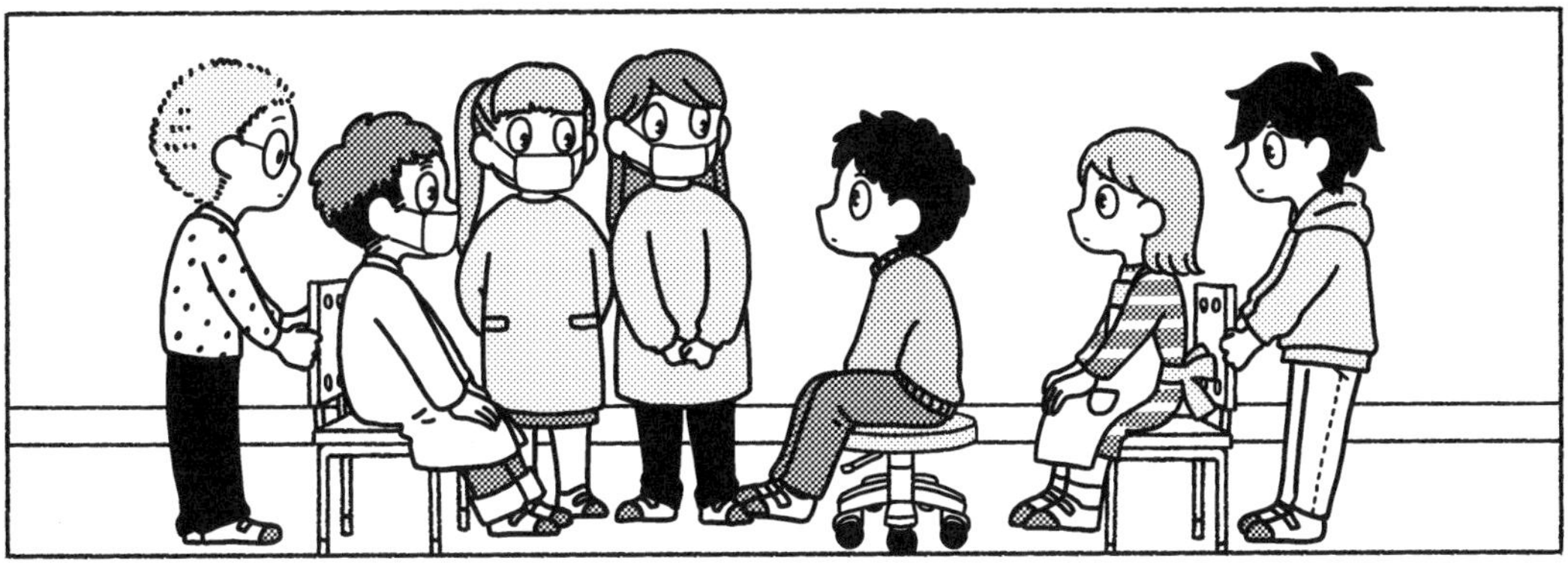

ナレ3　ひなたさんは近くの病院に行きました。

病院の先生　これは、ふつうのかぜですね。君、今年に入って、何回僕のところに来ているかわかっているかい？

ひなた　いいえ。

母　6回目です。

病院の先生　しかし、君、顔色が悪いね。それに、血液検査の結果では、栄養も足りていないよ。目も赤くなってるし。

看護師1　最近テレビをずっと見ていませんでしたか？

ひなた　ゲームをたくさんしていました。それに炭酸飲料やお菓子ばっかりとっていました。

看護師2　それはいけないわね。それで、すぐに病気になりやすい体質になってしまっているのよ。

ひなた　本当ですか。では、どうしたらよいのですか？

看護師1　病気になりにくい体にするためには、これからこんなことに気をつけないといけないのよ。

（ナレ1・2が紙を持って登場…パワポでも可）
（ナレ3が読み上げる）

ナレ3　①　毎日、早寝早起きをする。
②　朝昼晩ちゃんとごはんを食べる。

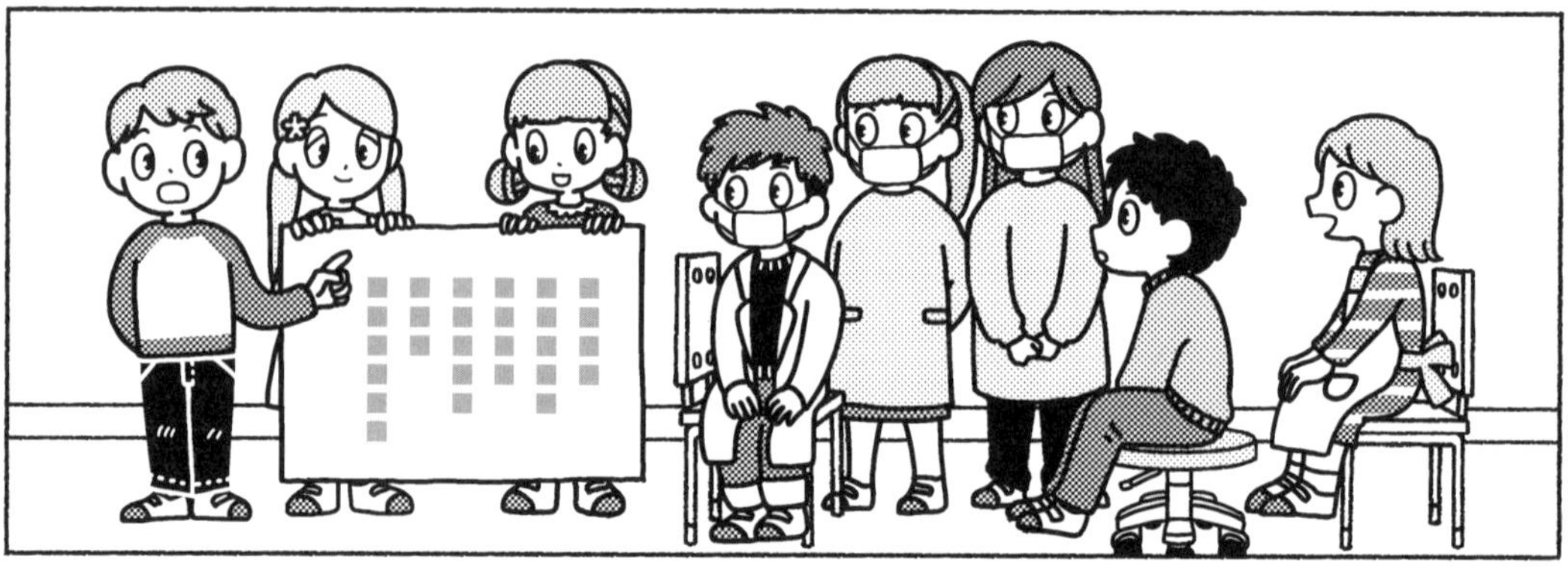

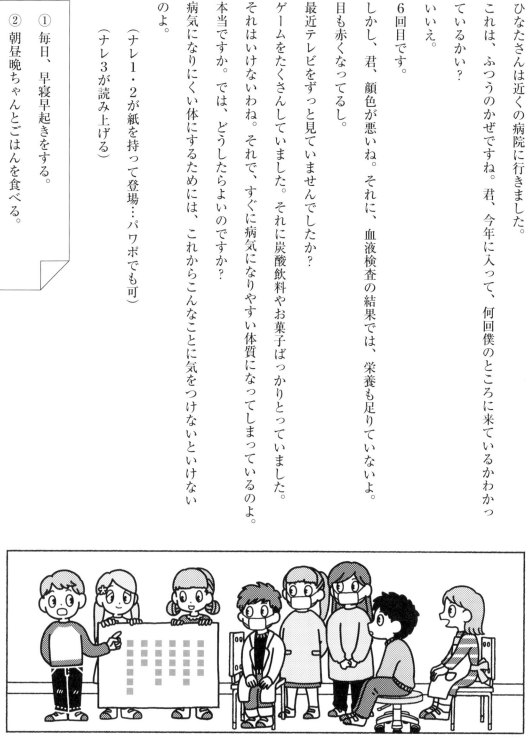

③食べ物の好き嫌いをしない。
④ジュースやお菓子を食べ過ぎない。
⑤毎日てきどな運動をする。
（外で元気に遊ぶ）
⑥テレビやゲームは時間を決める。
（長い時間は見ない・やらない）

（ナレ1・2、舞台そでに入る）

母　わかりました。

ひなた　がんばります。

ナレ3　ひなたさんは、その日からゲームをやりすぎず、ちゃんと朝昼晩ごはんを食べるようになりました。そして、嫌いだった野菜も食べるようにしました。

（全員舞台そでに入る）

通学路

（ひなた、友達2・7・8、全員ランドセルを背負って登場）

友達8　今日も遊ぼうよ。

ひなた　いいよ。何する？

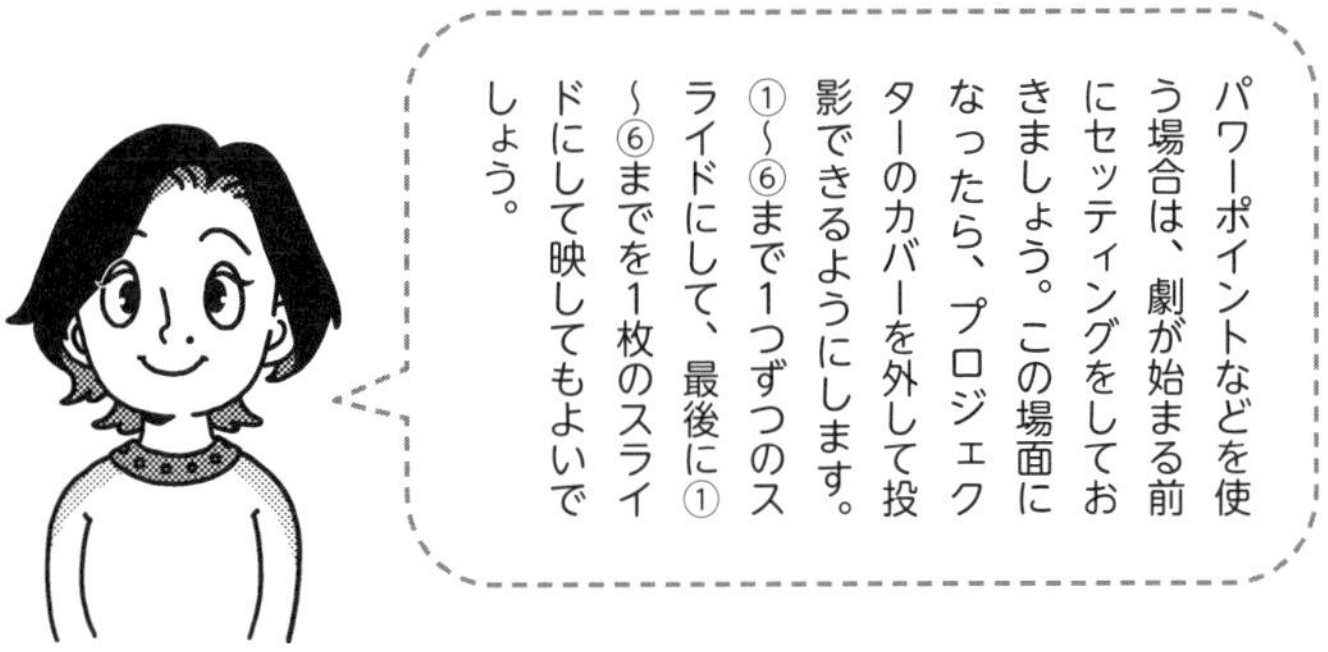
パワーポイントなどを使う場合は、劇が始まる前にセッティングをしておきましょう。この場面になったら、プロジェクターのカバーを外して投影できるようにします。①〜⑥まで1つずつのスライドにして、最後に①〜⑥までを1枚のスライドにして映してもよいでしょう。

友達2　ゲームはいやだよ。外で遊ぼうよ。
ひなた　もちろん、よいよ。持ちものはお茶、な。
友達7　え？　おまえ、ひなたか？　変わったな。
ひなた　まあね。不健康になっちゃったら困るしさ。
ナレ3　その後ひなたさんは、ちゃんと外で遊び、健康に気をつけて生活をし、病気にかかることもほとんどなくなりました。

委員長　キャスト紹介
委員長　終わりの言葉

今回のポイント

◆免疫力を高める（病気になりにくい体をつくる）には規則正しい生活が大切である。
◆睡眠、栄養バランスのよい食事、運動（外遊び）は特に大切である。
◆メディア漬けにならないように気をつけることも必要である。

COLUMN 保健劇づくり③

台本をつくろう

テーマが決まったら、台本づくりに入ります。台本係は立候補で決めます。台本係は大変なので、その代わりに好きな役を選べるようにしています。

台本のできは、その年その年で違ってきます。普段から、お話づくりや物語づくりに長けている子がいると台本づくりはスムーズにいきます。

なかなか台本ができない場合は、過去の保健劇の台本を参考として見せることもあります。本当は、できるだけ見ないで作れるといいのですが…。

めでたく台本係が決定したら、休み時間に台本係に台本の「原案作成」をさせます。休み時間という短い時間ではなかなか進まないのですが、複数で「ああでもない、こっちのほうがよい」とコミュニケーションをとりながらアイデアを深めていくのがよいのです。

台本の原案ができ上がったところで、台本係に断った上で、私が「チェック」を入れます。ほとんど手を入れなくてもよい場合もあれば、本人と話し合い、入れ替えることもありますが、原則は「原案を大切にする」ことです。

台本としては、言葉遣いや配役ミスなど不十分なところがあるなど、粗削りのケースもあります。それでも、「今の子どもの発想、ことば」を大切にしています。その子どもたちの「原案」から、いわゆる「アクティヴラーニング」による話し合いで、保健劇をつくり上げていくのです。

セリフについて

原則、全員舞台上でセリフを言う台本にします。ナレーターも舞台上の端でナレーションをします。ですから、顔出しをしない、セリフがないという役はつくりません。

委員会のメンバーの中には、特別支援学級の児童や選択制緘黙の児童、外国籍で日本語がカタコトでしか話せない児童などいろいろな児童がいます。そのような場合は、役決めの話し合いの前に、その児童にどのように参加したいか聞きます。

できるだけ、セリフを言わせるようにしますが、言語障害がある児童がメンバーにいたときなどは、指をさして「あ！」というだけのセリフを作ったこともありました。

とにかく、メンバーひとりひとりの様子を観察し、どこまでできるかを見極めることは、指導をする上で大切なことです。この子は、これくらいしかできないだろうと、初めから決めつけてしまうことは、とても、もったいないことです。

第7章

「薬の飲み方、自然治癒力」

あらすじ

五郎さんは、のどが痛かったので家の人に言わずに家にある薬を勝手に飲んでしまいます。説明書を読んでいないため、量や飲み方も間違っていました。学校に行ってから体調が悪くなり…。

キャスト

五郎（　　　）
スーパーマン（　　　）
母（　　　）
父（　　　）
友達1（　　　）
友達2（　　　）
けい子（　　　）
自然ちゆ力1（　　　）
自然ちゆ力2（　　　）
自然ちゆ力3（　　　）
病気のキン1（　　　）
病気のキン2（　　　）
病気のキン3（　　　）
病気のキン4（　　　）
薬1（　　　）
薬2（　　　）
先生（　　　）
保健の先生（　　　）
病院の先生（　　　）
ナレーター1（　　　）
ナレーター2（　　　）
ナレーター3（　　　）
ナレーター4（　　　）

小道具

●母…エプロン
●父…スーツの上着かベストやネクタイなど
●スーパーマン…スーパーマンのTシャツ
●保健の先生…白衣
●病院の先生…白衣
●担任の先生…上着
●薬の箱
●体温計
●ランドセル　1
●机　4、椅子　4
●病気のキン…黒マント　4
●自然ちゆ力…白マント　3
●薬1…青マント
●薬2…緑マント
●机　2、椅子　2
●説明の紙
（模造紙や画用紙を貼り合わせて書いた物）

（椅子を1つ出しておく）

副委員長 はじめの言葉

家

（母、登場）

母 朝ごはんの時間よ～。

（五郎、登場）

五郎 はーい。今行くよ。（椅子に座る）

ナレ1 ある日の朝、五郎さんはのどが痛くなってきました。

（父、登場）

五郎 ねえ。お父さん、なんか、のどが痛いんだけど。

父 大丈夫だよ。なあ、お母さん。

母 そうよ。いつも明日には治っているでしょ。

五郎 まあ、そうだけどさ。

父 さあ、ごはんを食べて学校に行きなさい。

（五郎、いなくなる）

母 いつもより、少し元気がないわね。

父 たぶん明日には治っているだろう！

この劇について

自然治癒力や正しい薬の飲み方を知ることは、病気の予防を考えるうえでも大切なことです。低学年の児童には、少し難しい内容かもしれませんが、劇にすることで理解が深まるのではないかと思ってつくりました。

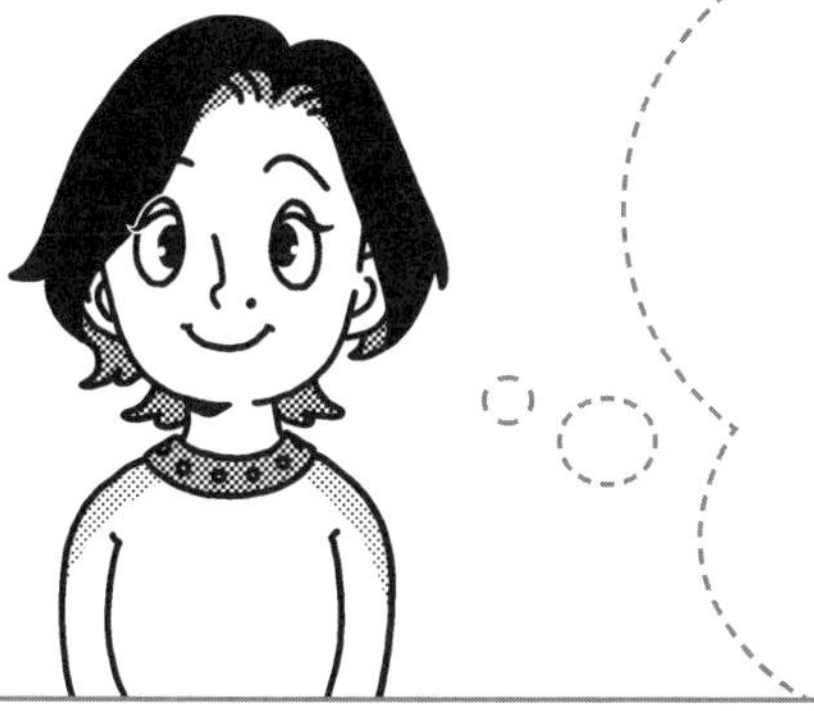

母　そうよね。

（父母、いなくなる）

（次に、五郎、薬の箱を持って登場）

五郎　やっぱり、のどが痛いから、薬を飲んでおこーっと！（薬を飲む。その場で止まる）

ナレ1　五郎さんは、箱に書いてある薬の説明も見ずに、薬を4つぶ飲みました。しかも、小学生が飲んでよい量よりもずっと多い量を飲んでしまいました。五郎さんのお母さんとお父さんは、五郎さんが薬を飲んだことはまったく知りませんでした。

（五郎はいなくなり、ランドセルを背負って登場）

五郎　さあ学校に行こう。行ってきます。

ナレ2　五郎さんは学校に行きました。

教室

前

けい子	友達1
五郎	友達2

後

客席

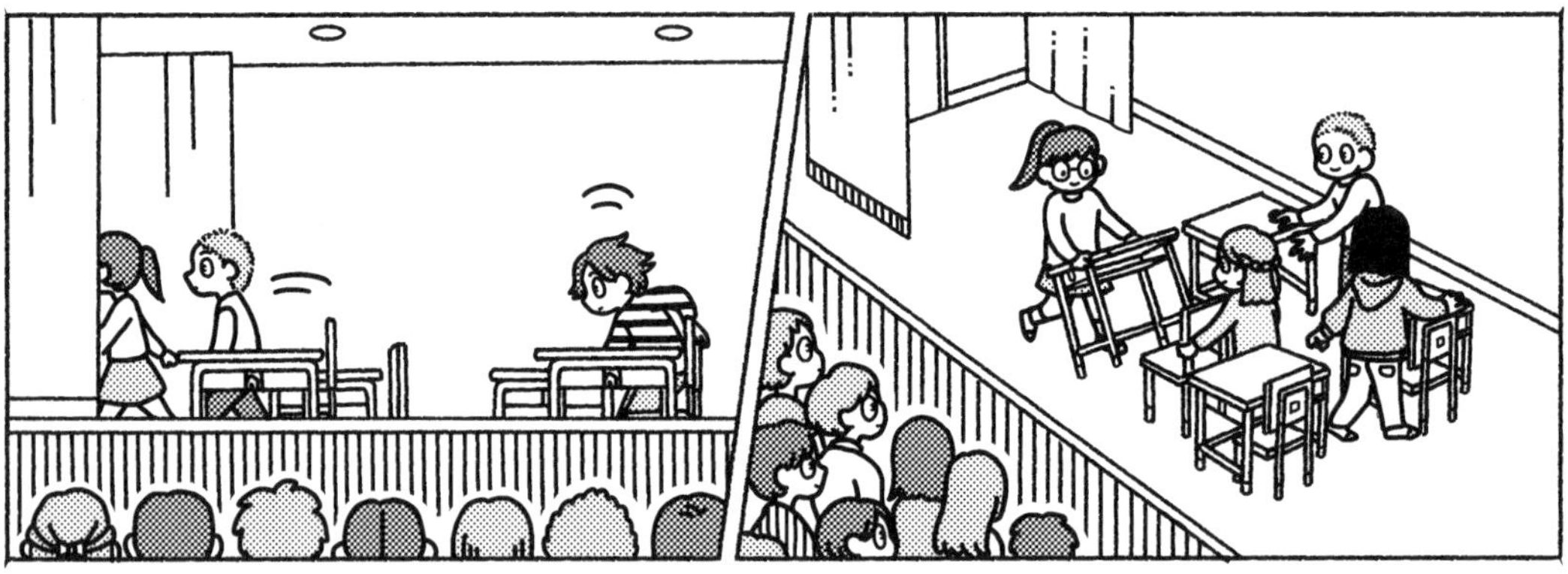

（友達1・2、けい子、ナレ4が机、椅子、4つを出す。出したら1度、いなくなる）

（次に、五郎が出てきて、椅子に座る）

友達1　（友達1、登場しながら）五郎さんおはよう。（座る）

けい子　（けい子、登場しながら）おはようございます。（座る）

友達2　（友達2、登場しながら）おはようございます。よ、五郎さん。（座る）

（担任の先生、登場）

担任の先生　みなさんおはようございます。朝の会を始めます。

子ども全員　は～い。

担任の先生　出席をとります。けい子さん。

けい子　はーい。

担任の先生　五郎さん。

五郎　はーーーい。（元気なく）

担任の先生　どうしたの。五郎さん元気ないわね。何かあったの？

五郎　何もありません。たぶん大丈夫です。

ナレ2　1時間目は国語の授業でした。

担任の先生　では授業を始めましょう。国語の教科書37ページを開いてください。

五郎　あーあ。まだ、のどが痛いな。それに気持ちも悪くなってきた。

友達2　どうしたんだよ。五郎さん。

五郎　のどが痛くてさ、しかも朝から。もーやだよ。それに、朝よりも気持ちが悪いんだよ。薬飲んできたのに。

けい子　最悪ね。そんなに痛いなら、保健室に行ってくれば？

五郎　うん。1時間目が終わっても、まだ痛かったら、保健室に行ってくるよ。

友達1　そうしなよ。

担任の先生　はい、始めますよ。そこ、しゃべらない。

友達1　はい、すみません。

（担任の先生、黒板に書くまねをする）

ナレ2　授業が終わる時間になりました。

友達1　先生、授業の終わりの時間です。

担任の先生　そうですね。じゃ、終わりにしましょう。

（全員いなくなる。机椅子は使った人がしまう）

保健室

（ナレ1が椅子を1つ出す。保健の先生、立っている）

ナレ3　5分休みになり、五郎さんは保健室へ行きました。

（五郎、登場）

五郎　失礼します。

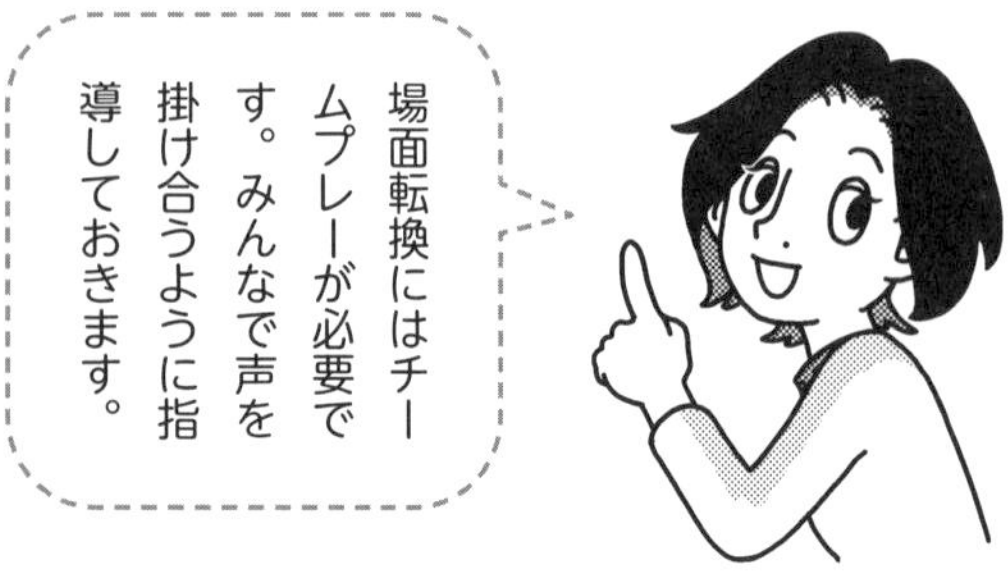
場面転換にはチームプレーが必要です。みんなで声を掛け合うように指導しておきます。

保健の先生　どうしたの五郎さん。
五郎　なんか、のどがすごく痛くて、しかも気持ちも悪くて。（いすに座る）
保健の先生　体温を測りましょう。
（保健の先生は体温計を渡す。五郎、体温計をわきにはさみ5秒たったら、保健の先生に渡す）
保健の先生　熱はないわね。でも顔色がかなり悪いわ。おうちの人に迎えに来てもらいましょう。
五郎　あ、はい。
（2人とも、いなくなる。ナレ1、椅子をもう1つ出す。病院の先生と五郎が座り、母は立つ）

病院

ナレ3　五郎さんは学校を早退して、お母さんと一緒に病院に行きました。
病院の先生　今日はどうしましたか。
五郎　なんか、のどが痛くて、しかも気持ちも悪くて。
（病院の先生、首をさわったり、目を見たりするふりをする）
病院の先生　のどがはれているようだが、薬を飲んだのかい？
母　いいえ、飲んでいません。
五郎　かぜの薬を4つぶ飲みました。

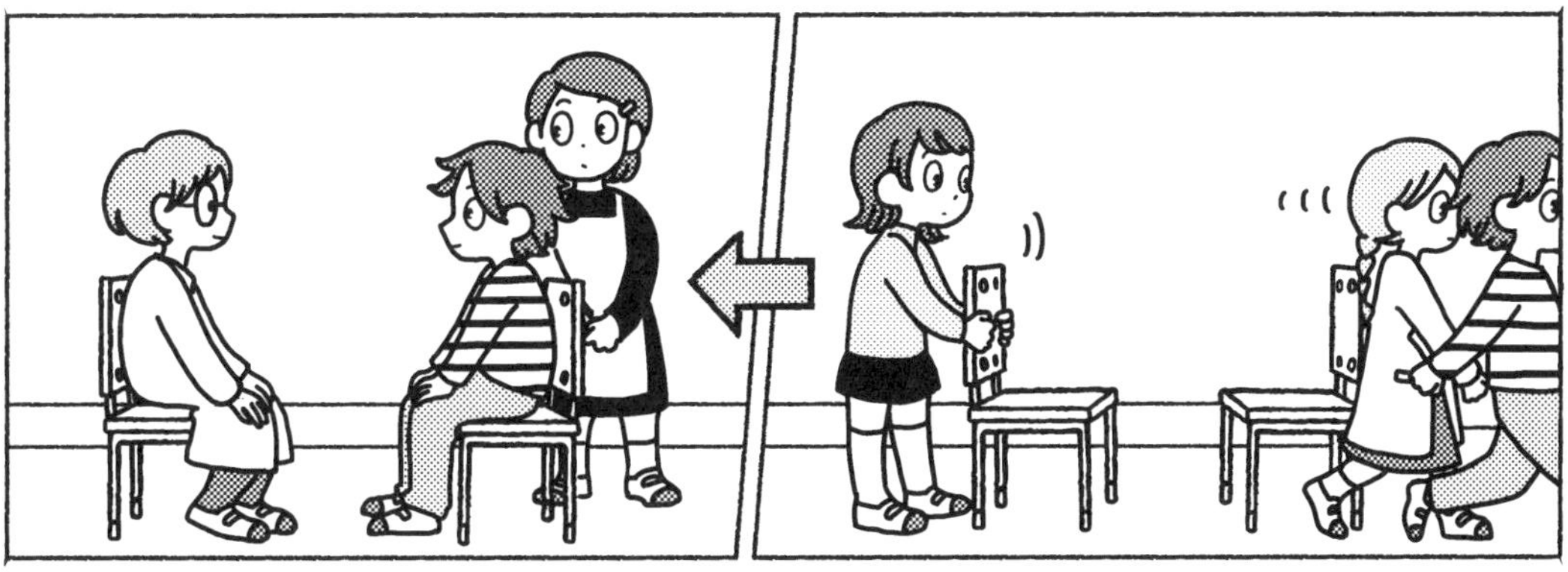

母	え？　お母さんは知らないわ。勝手に飲んだの？　しかも4つぶも飲んだの？
	（病院の先生と母の動きが止まる。スーパーマン登場）
五郎	君はだれ？
スーパーマン	五郎さん、君、薬のことをなんにも知らないようだね。だから、教えに来てあげたんだよ。
	（病院の先生と母は、ここでいなくなる）
スーパーマン	まず、君は薬とはどんな役割をするものか知っているのかい？
五郎	いいえ。
	（病気のキン、登場）
病気のキン1	ぼくらは、君の体の中に入った病気のキンだ。
病気のキン2	君の体を傷つけたり。
病気のキン3	体にとりついたりして。
病気のキン4	君を病気にするんだ。
	（自然ちゆ力、登場）
自然ちゆ力1	そうはさせないわ。
自然ちゆ力2	私はたちは自然ちゆ力といって、
	（自然ちゆ力1・3が、自然ちゆ力と書いた紙を広げる）
	体の中に入ってきたキンと戦うことができるの。

演じる児童にとっては、病気のキンはイメージしやすいですが、自然治癒力はイメージしにくいかもしれません。自然治癒力という言葉の意味はもちろんですがキンと戦う正義の味方のような役割であることを伝えておくとよいでしょう。

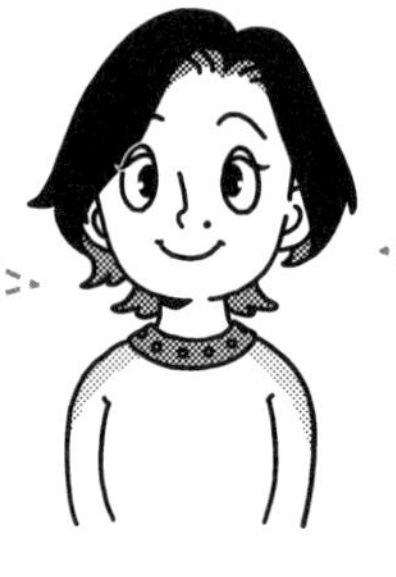

白マントを自然治癒力に黒マントを病気のキンに着させることで、善と悪のように表現するとわかりやすいです。自然治癒力という言葉は見ている児童にも、わかりにくいので紙に書いて見せるなど工夫が必要です。

自然ちゆ力3　みんな、どの人の体の中にもある力なの。

スーパーマン　みなさん、薬を飲まなくても自然になおったことがあるでしょ。それは、この自然ちゆ力のおかげなんだ。

（病気のキンと自然ちゆ力が、戦いをする）

自然ちゆ力1　たいへんだわ、私たち負けてしまいそうだわ。どうしよう。

スーパーマン　自然ちゆ力だけでは病気のキンに負けてしまいそうなときに、薬の力をかりるんだよ。

ナレ4　薬が体の中に入ってきました。

（薬、登場）

薬1　病気のキンをやっつけろ！

薬2　自然ちゆ力を助けるんだ。

（病気のキンと自然ちゆ力、薬が戦いをする。病気のキンは負けていなくなる）

スーパーマン　これが薬の働きさ。まずは、自然ちゆ力を高めることが先なんだよ。そのためには、

①1回に飲む量を守る。
②1日に飲む回数を守る。
③いつ飲むか、飲む時間を守る。

（ナレ2・3がこの紙を持って来て見せる。）

スーパーマンが読む。終わったらナレ2・3はいなくなる）

が大切なんだ。

五郎　ところで、ぼくは薬を飲んだのになぜもっと悪くなってしまったの？

スーパーマン　それはね。薬には正しい飲み方があるからなんだ。

五郎　え、そうなの？

薬1　君はあの薬を朝、4つぶ飲んだよね。あの薬は、1日1回2つぶしか飲んじゃいけないんだ。

薬2　しかも、飲む時間は夜寝る前。

五郎　え！　そうなの！

薬2　だから、病気がよくなるどころか悪くなってしまったんだ。

スーパーマン　薬を飲むときには、

④かならず、おうちの人に相談してから飲む。
（じぶんで勝手に飲まない）

（ナレ1・4がこの紙を持って来て見せる。スーパーマンが読む。終わったらナレ1・4はいなくなる）

ということを守らないと、かえって体に悪いことが起きてしまうんだ。

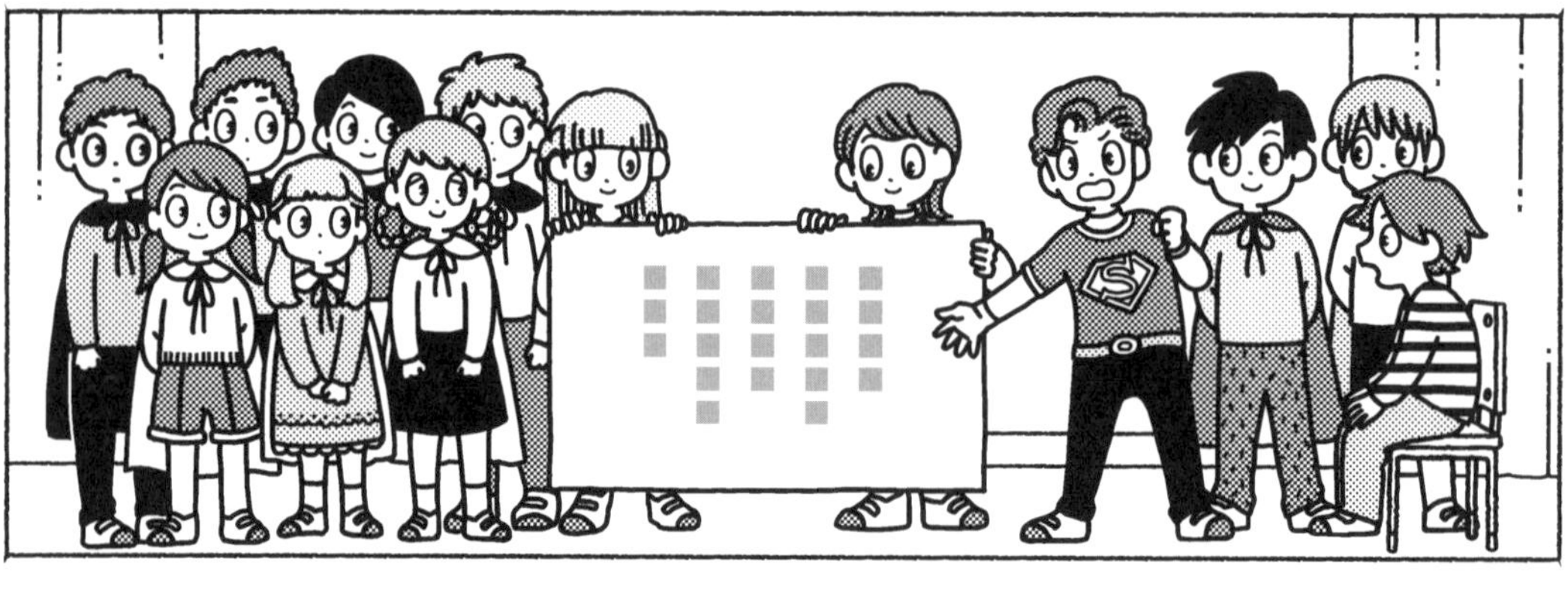

五郎　うわー

（五郎、頭を回転させる。その間にみんないなくなり、母と病院の先生が登場。出てきたら）

母　あれ？　みんなは？

五郎　五郎何を言っているの？

病院の先生　時間がもどったんだ。

五郎　これからは、薬は正しく使うんだよ。よいね。

委員長　はい。

委員長　キャスト紹介

終わりの言葉

今回のポイント

◆一般的な薬は、自然治癒力を助けるために使うようにする。（薬に頼りすぎない）

◆薬を使う時は、用法、用量を守る。

◆薬を使うときは、家の人に断ってから使う。（勝手に使わない）

第8章

「ゲーム」

あらすじ

日出夫さんは、ゲームが大好きで夜遅くまでやっています。授業中は眠くなりますし、宿題も忘れがちです。そんなある日、ゲーム障害について友達が教えてくれるのですが…。

キャスト

日出夫（　　　）
京子（　　　）
母（　　　）
担任の先生（　　　）
次郎（　　　）
友達1（　　　）
友達2（　　　）
友達3（　　　）
友達4（　　　）
友達5（　　　）
友達6（　　　）
友達7（　　　）
友達8（　　　）
友達9（　　　）
友達10（　　　）
ナレーター1（　　　）
ナレーター2（　　　）
ナレーター3（　　　）
ナレーター4（　　　）
博士1（　　　）
博士2（　　　）
博士3（　　　）

小道具

- 博士…黒マント　3
- 担任の先生…上着
- ランドセル　1
- 説明の紙（模造紙や画用紙を貼り合わせて書いた物）
- 机　2、椅子　2
- パワーポイントなどを映す道具（スクリーン、パソコン、プロジェクターなど）

副委員長　はじめの言葉

家

（日出夫、登場）

ナレ1　日出夫さんはゲームが大好きな男の子です。

（日出夫、舞台中央で座ってゲームをやる）

日出夫　もう夜の11時だけど、まだまだゲームの続きをやるぞ！

ナレ2　こんなふうに、日出夫さんは、しょっちゅう夜遅くまでゲームをやっています。

教室

（友達6・10が机2椅子2を出す。日出夫と京子が座る。
その他の友達は、まわりに立つ。日出夫、机に伏している）

ナレ3　ある日の日出夫さんの学校の様子です。

京子　日出夫さん！　どうしたの？　眠いの？

友達1　日出夫、眠いのか？

友達2　日出夫さん、また居眠りしてるの？

友達3　毎日、遅くまでゲームをやっているらしいよ。

友達4　えー。だからいつもこうなのね。

この劇について

児童のゲームの使用については、みなさん課題が多いと感じていると思います。大人の視点だけでなく児童が児童に対して働きかけることも大切なのではないかと考えつくりました。

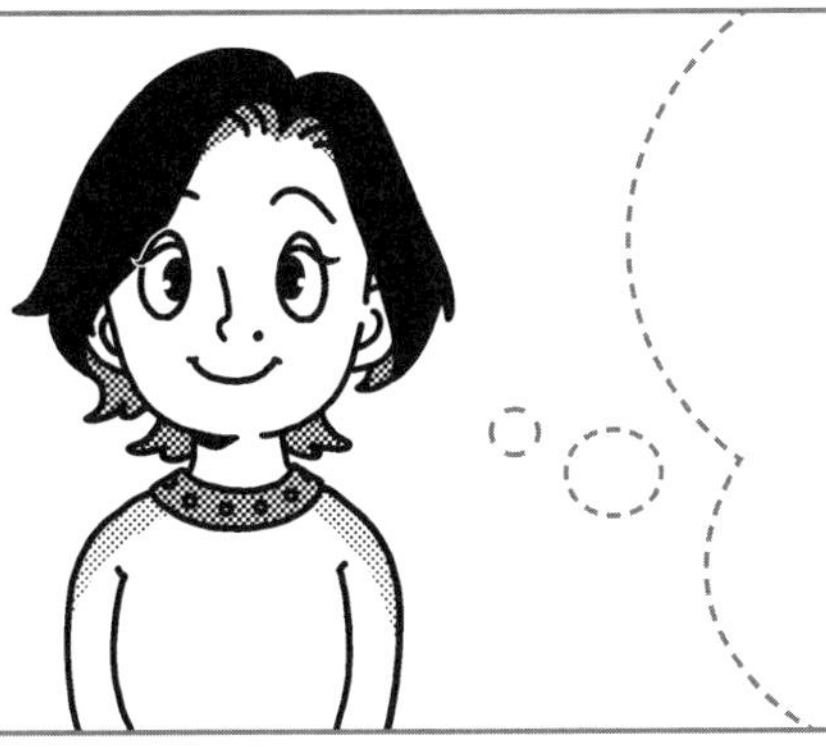

（日出夫以外は舞台そでへ）

（博士１・２・３、登場）

博士1　私たちは、ゲーム依存についての博士です。

博士2　みなさんにいろいろな解説をします。

博士3　私たちの解説をよく聞いてください。

（担任の先生、登場）

ナレ4　休み時間になりましたが、宿題を出していない日出夫さんは先生に注意されています。

担任の先生　日出夫さん。最近、宿題はやってこないし、授業中に居眠りしているし、どうしたんですか！

日出夫　いえ、べつに何でもありません。

担任の先生　あなたの友達に聞いたら、遅くまでゲームをやっているみたいだと言っていましたよ。

日出夫　いえ、そんなことはありません。

担任の先生　本当ですか？　あまり続くようなら家の人と相談しなくてはなりませんね。

日出夫　はーい。

ナレ4　日出夫さんは、「はい。」と言いましたがゲームを続けるつもりです。

（日出夫だけ残る）

ナレ1　昼休みになりました。

（友達５・次郎、登場）

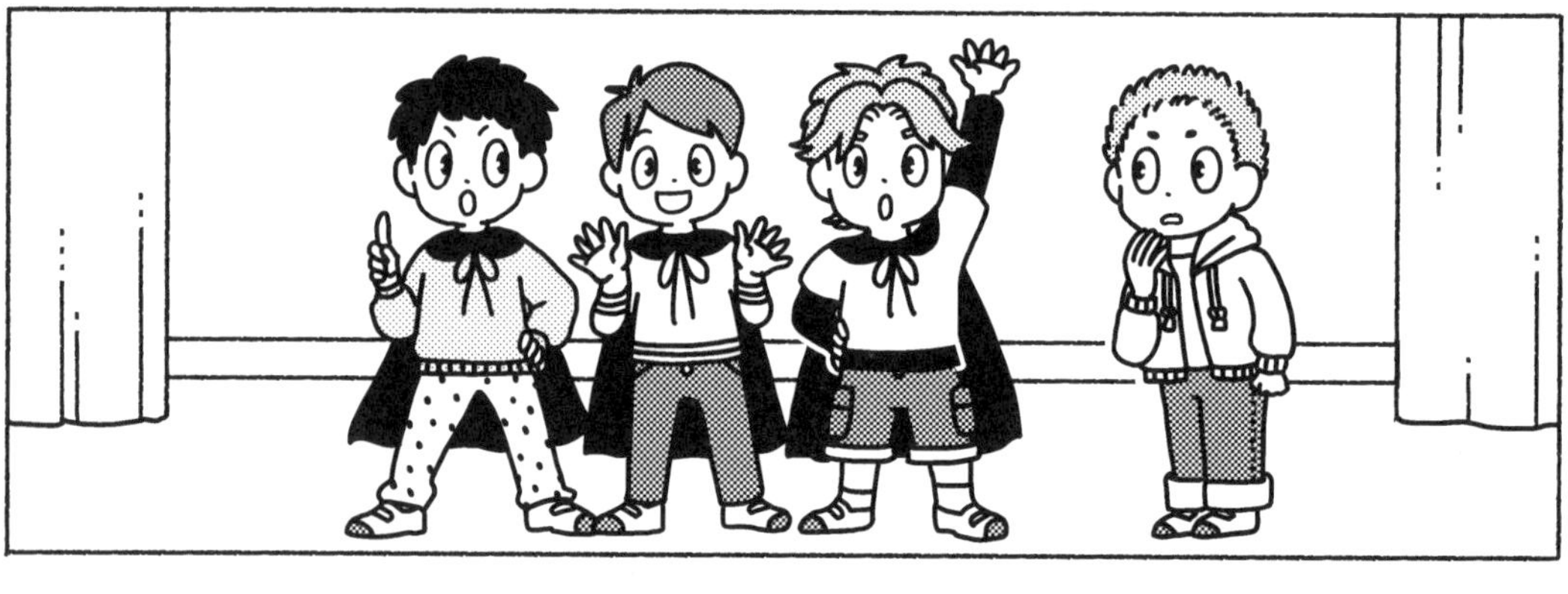

友達5　日出夫！　今日、放課後遊ぼうぜ！
日出夫　おお。よいよ！
次郎　ぼくの家で遊ぼうよ。
友達5　そうだな。何して遊ぶ？
日出夫　そりゃあ、当然ゲームでしょう。
次郎　そうだな。じゃ、放課後な。
（全員、いなくなる）

次郎の家

（日出夫・友達5・次郎、登場）
ナレ2　放課後になり、3人は次郎の家に集まりました。
次郎　日出夫、夕方の音楽が鳴ってるよ。
日出夫　まだ、いいだろ！
次郎　だめだよ。
日出夫　じゃあ、続きはオンラインでやろうな。
友達5　うちは、宿題やってからじゃないとだめだから無理だな。
日出夫　えー。なんだよ。しかたないな。じゃあな！　また、明日な。
（全員、いなくなる）

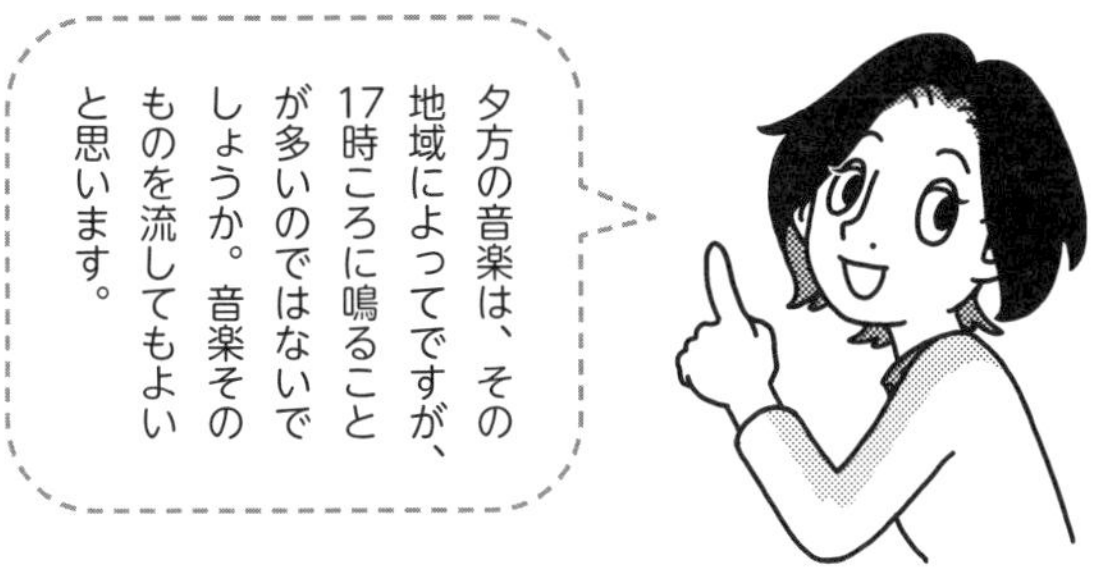
夕方の音楽は、その地域によってですが、17時ころに鳴ることが多いのではないでしょうか。音楽そのものを流してもよいと思います。

家

（日出夫、床に座って勉強している）

ナレ3　日出夫さんは家に帰りました。宿題をやっていますが実は動画を見ながらやっています。

（母、登場）

母　宿題やったの？

日出夫　今、やってるよー。

母　（日出夫のそばに行き、ドアを開けるしぐさをする）動画を見ながらやっているのお母さんはちゃんと知ってるんだから。いいかげんにしなさい！

日出夫　ばれたか。でも、ちゃんと宿題できるからさ！

（母、いなくなる）

ナレ4　また夜の11時になってしまいました。

日出夫　あー。動画おもしろかったから、宿題終わんないな。まっいっか。そうだ、明日の朝やればよいいんだよ。おれって頭よい！

ナレ1　○小のよい子のみなさんは、こんなことはまねしないでくださいね。

（日出夫、いなくなる）

ナレ1　次の日の朝です。

（日出夫、ランドセルを背負って登場）

日出夫　やば。寝ぼうした。

ナレ2　日出夫さんは寝ぼうしてしまい、宿題をやることができませんでした。

教室

（京子と友達4が机2、椅子2を出す。日出夫だけ座る。あとの友達は日出夫のそばに立つ）（担任の先生、登場）

先生　おはようございます。みなさん、宿題はやってきましたね。出してください。日出夫さん、昨日あれだけ言ったのですからやってきたでしょうね。

日出夫　あのー、えっと、やっていません。

先生　そうですか。それでは、あなたのお母さんに放課後電話して、相談します。当分、ゲームは禁止になるでしょうね。

日出夫　そ、それだけはやめてください。

先生　わかりました。これがラストチャンスですからね。

（先生、いなくなる）

友達6　あのさ、昨日、動画を見てたらさ、ネット依存とかゲーム障害っていう人のことをやっててさ。かなり、やばかったんだよ。

友達7　ネット依存とかゲーム障害って何？

友達8　私、聞いたことがある。

友達9　私も聞いたことがあるわ。

友達10　インターネットやゲームをやりすぎて、やめられなくなってしまうことなんでしょ？

日出夫　それって、どういうこと？

友達9　本当にひどくなると、病院で治してもらわなくてはならないらしいのよ。

日出夫　え！　病院？

ナレ1　友達が見た動画の内容を博士たちが教えてくれます。

ナレ2　○小のみなさんは、自分の生活を振り返りながら見てください。

（博士1・2・3、登場）

博士1　○小のみなさんは、ネット依存とかゲーム障害について知っていますか？

博士2　次のような人は、まだネット依存とかゲーム障害ではないので、大丈夫です。

（□部分はパワーポイントで映す。博士2はパワーポイントを見ながら読み上げる）

（太い□部分は強調するために紙に書かせナレーターに持たせる）

- インターネットやゲームをすることで勉強する時間や睡眠時間がへることはない。
- 決めた時間にやめることができる。
- やらない日がある。
- 注意されたらやめられる。

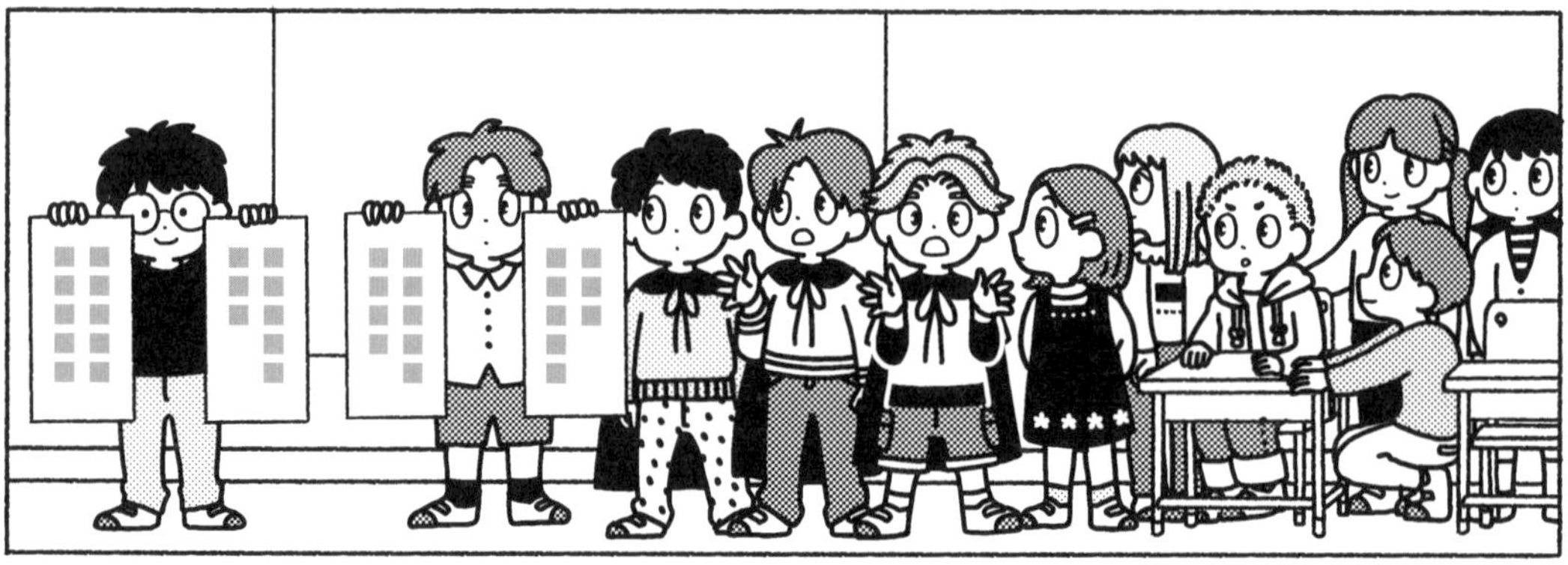

博士3

勉強時間や睡眠時間はへらない。

決めた時間にやめられる。

やらない日がある。

注意されたらやめられる。

(□部分はパワーポイントで映す。博士3はパワーポイントを見ながら読み上げる)

次のような人は少し危ないかもしれません。

- やらなくてはいけないことがあっても、インターネットやゲームを優先する。
- 決めた時間を守れない。
- インターネットやオンラインゲームができないとイライラする。
- 勉強する時間や睡眠時間がへってしまうほどやっている。

(□部分はパワーポイントで映す。博士1はパワーポイントを見ながら読み上げる)

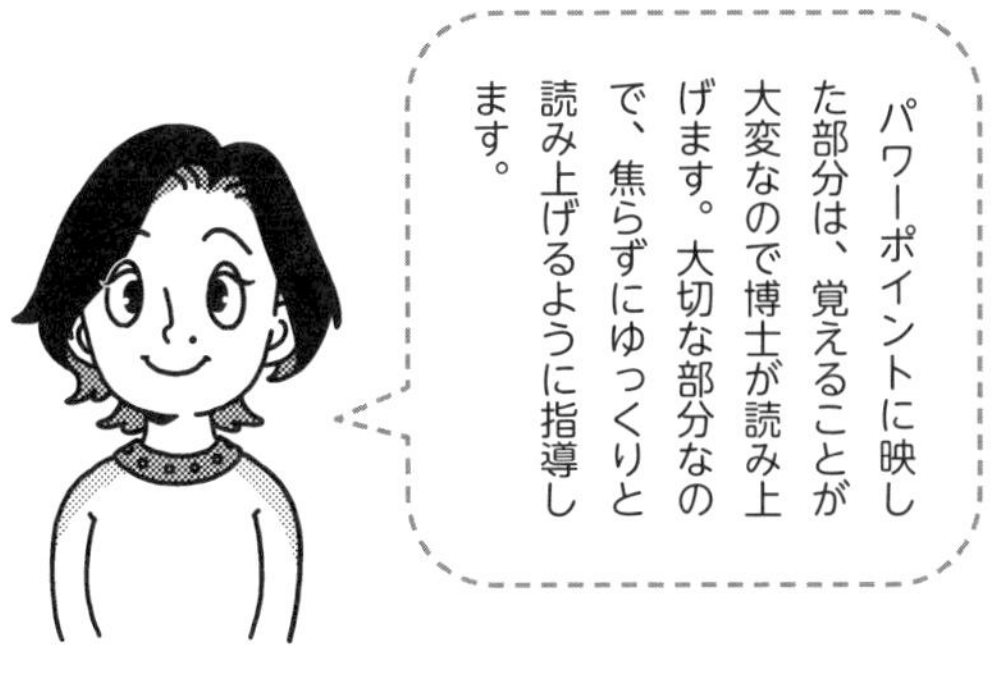
パワーポイントに映した部分は、覚えることが大変なので博士が読み上げます。大切な部分なので、焦らずにゆっくりと読み上げるように指導します。

博士1　次のような人はとても危険です。

- 勉強よりも優先してやっていることがある。
- やめる時間を決めても守れないことがある。
- 周りの人に「やめて。」とか、「やめなさい。」と言われる。

友達6　日出夫、ほとんどあてはまっているんじゃない？

日出夫　うん。そうかなー。

（全員、いなくなる）

家

（日出夫、登場。なやんで、腕を組みながら歩き回る）

ナレ3　日出夫さんは家に帰りました。そして夕方になりました。日出夫さんは宿題をちゃんとやるのでしょうか？

日出夫　おれは、ゲーム障害かもしれないということか…。まずいよな…。

よし！　これからは、宿題をちゃんとやってからゲームをやることにしよう！

ナレ4　そして、それから日出夫さんは、毎日、宿題をやりました。

博士3　○小のみんなも、ゲームのやりすぎには注意しましょう！

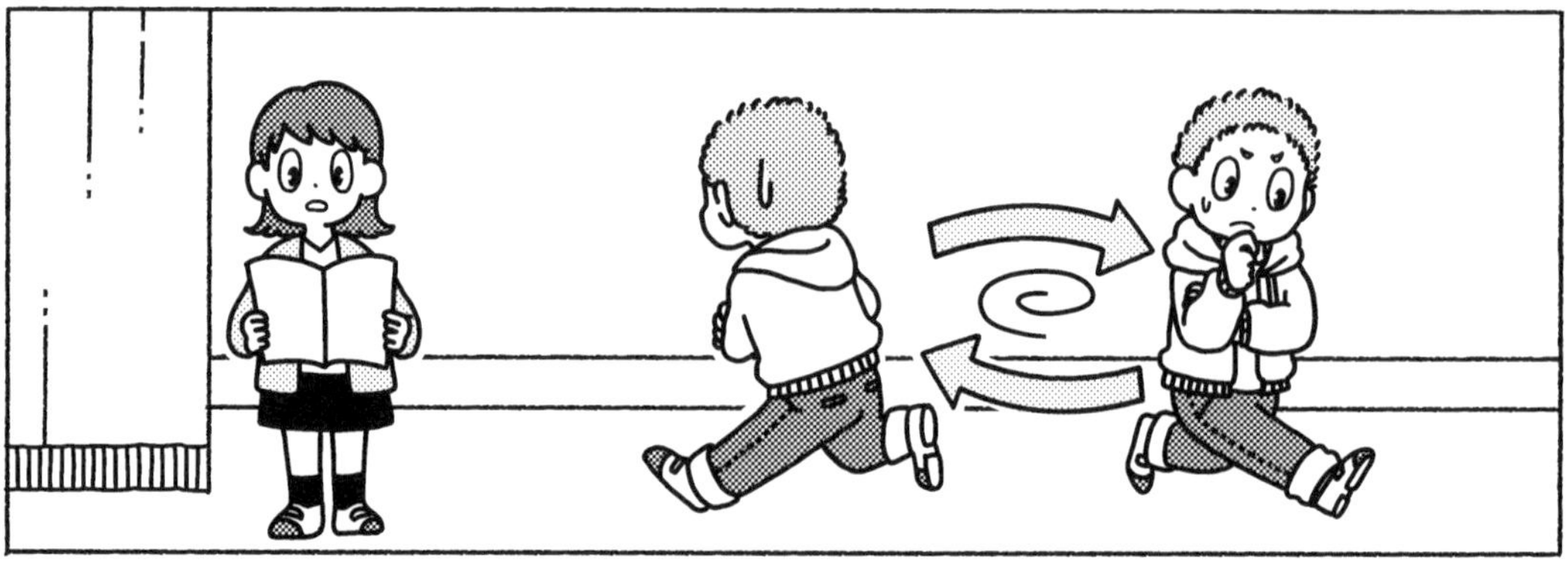

博士1　ゲームをやる時間を決めて、やりすぎないようにしよう！

博士2　宿題も必ずやるように！

委員長　キャスト紹介

委員長　終わりの言葉

今回のポイント

◆ゲームやインターネットにふれる時間が多くなると、ゲーム障害やネット依存になってしまうことがある。

◆ゲームなどの使用について、自分の生活を振り返り、変えられるところについて考え実行することが大切である。

第9章

「栄養バランスのよい食事」

あらすじ

おかし大好きで、食べ物の好き嫌いが多いアナさん。勝手な食事のしかたをしています。そんな日々が続き、とうとう病院に行かなくてはならなくなってしまいますが…。

キャスト

アナ（　　　）　ナレーター1（　　　）
保健の先生（　　　）　ナレーター2（　　　）
担任の先生（　　　）　ナレーター3（　　　）
母（　　　）　ナレーター4（　　　）
病院の先生（　　　）
友達1（かなこ）（　　　）
友達2（　　　）
友達3（　　　）
友達4（　　　）
友達5（　　　）
友達6（　　　）
友達7（　　　）
友達8（　　　）
友達9（　　　）

小道具

- 母…エプロン
- ランドセル　7
- 保健の先生…白衣
- 病院の先生…白衣
- 担任の先生…ジャージの上着、首から下げる笛
- 机　1、椅子　2

副委員長　はじめの言葉

学校の廊下

（ランドセルを背負ったアナ、友達1・2・3、登場）

ナレ1　帰りの会が終わり、アナさんは友達と遊ぶ約束をしながら帰っています。

アナ　おなかすいたな〜。家にお菓子あるから、ランドセルおいたら、いっしょに食べて遊ぼー。

友達1（かなこ）　でも、お菓子は食べすぎると太るし、食事の栄養のバランスが悪くなるよ。

友達2　そうかな。おなかすくよりいいんじゃない？

友達3　そうそう、なんてったってお菓子はおいしいもん。

（ランドセルを背負った友達5・6・7、入ってくる）

友達5　何、話してんの？

アナ　お菓子のこと。

友達6　やっぱ、お菓子は腹一杯食べなきゃ、食べた気がしないよな。

友達7　そうだよな。遊びながら食べるのは最高だよ。

友達1（かなこ）　遊びながらだらだら食べてたら、むし歯になっちゃうんだよ。

友達5　そういえば、保健の先生がそう言ってたな。

友達7　そんなの気にしない、気にしない。

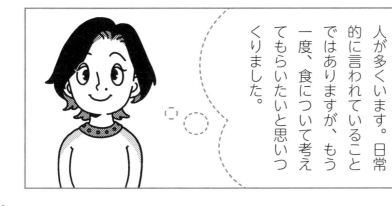

この劇について

3食の食事は、健康習慣の基本です。しかし、現在は保護者も含めて食を大切にしていない人が多くいます。日常的に言われていることではありますが、もう一度、食について考えてもらいたいと思いつくりました。

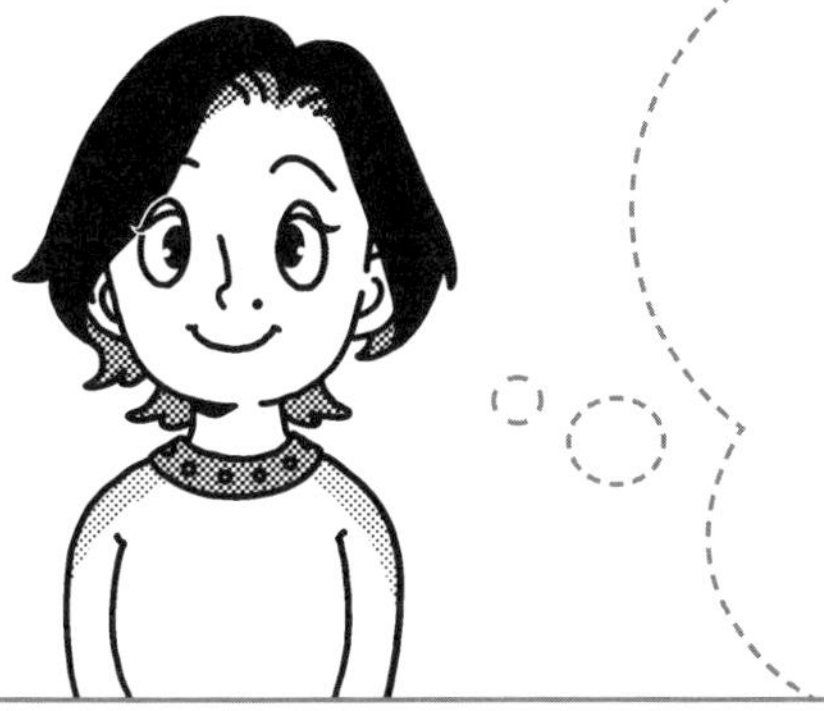

（全員、いなくなる）

かなこの家

（友達1・4、登場、アナはお菓子が入っている手さげ袋を持って登場）

ナレ1　そして、アナさんは友達のかなこさんの家に着きました。他の友達ともいっしょになにやら話しているようです。

アナ　お菓子持って来たよ。今日は特別におかあさんがいいよって言ったから、2個持ってきちゃった。

友達4　でも、友達からお菓子もらっちゃいけないって言われてるし。

アナ　えー。せっかく持ってきたのに。

友達1（かなこ）　私は、夕ごはんが食べられなくなるから、食べない。

アナ　みんなつきあい悪いね～。わかった、今日は食べないで全部持って帰る。

（全員、いなくなる）

アナの家

ナレ2　アナさんは夕方になって、かなこさんたちと別れて家に帰りました。

（アナが手さげ袋を持って登場）

アナ　ただいまー。

（母、登場）

母　お帰りなさい。

アナ　夕ごはんまだ？　おなかすいたんだけど。

母　ちょっと待って。すぐ用意するから。

（母、いなくなる）

アナ　おなかすいたな。そうだ、持って帰ってきたお菓子食べよ。

（アナ、いなくなる）

ナレ2　アナさんは、持って帰ってきたお菓子を食べてしまい、おなかがいっぱいになってしまいました。

（母、登場）

母　アナちゃん。ごはんできたわよ。

（母、いなくなる。その後、アナ登場）

アナ　お菓子で、おなかいっぱいになっちゃった。夕ごはん、食べないとおこられるから、少しだけ食べてあとは残そう。いい考えでしょう。（見ている人目線で）

（アナ、いなくなる）

ナレ3　というわけで、アナさんはごはんをあまり食べませんでした。お菓子が好きなアナさんは、こんなことがしょっちゅうあります。

（次の日、母、登場）

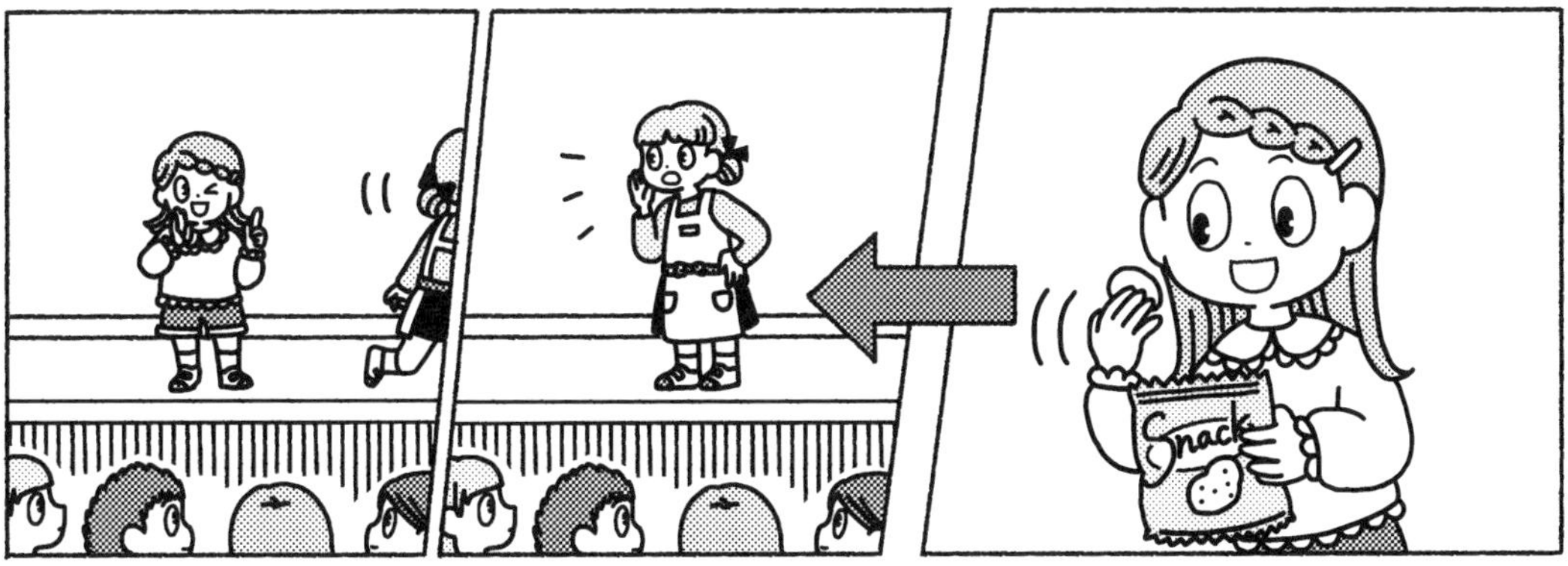

母　アナちゃん。起きて〜。遅刻。遅刻。

（アナ、登場）

アナ　はーい。

母　時間ないわよ。何度も起こしているのに起きないいんだから。夜、遅くまでテレビ見てるからでしょう。

アナ　だって、テレビおもしろいんだもん。あっ。こんな時間だ。朝ごはん抜きでよいや。ダイエットにもなるし。行ってきまーす。

（2人ともいなくなる）

教室

（友達4が机、椅子を出す。担任の先生、友達8・9、登場。アナは椅子に座る）

担任の先生　1時間目は体育です。早く着替えること。（すぐに教室から出る）

友達8　やったー。今日はきっとリレーだな。

友達9　そうだよな。アナさん、なんか元気ないけどどうしたんだ？

アナ　ううん。別に。

友達8　まさか、朝ごはん食べてないんじゃないの？

友達9　この前も保健の授業で朝ごはんを食べないと、体も脳みそもエネルギー不足で大変なことになるって聞いたばかりだろー。

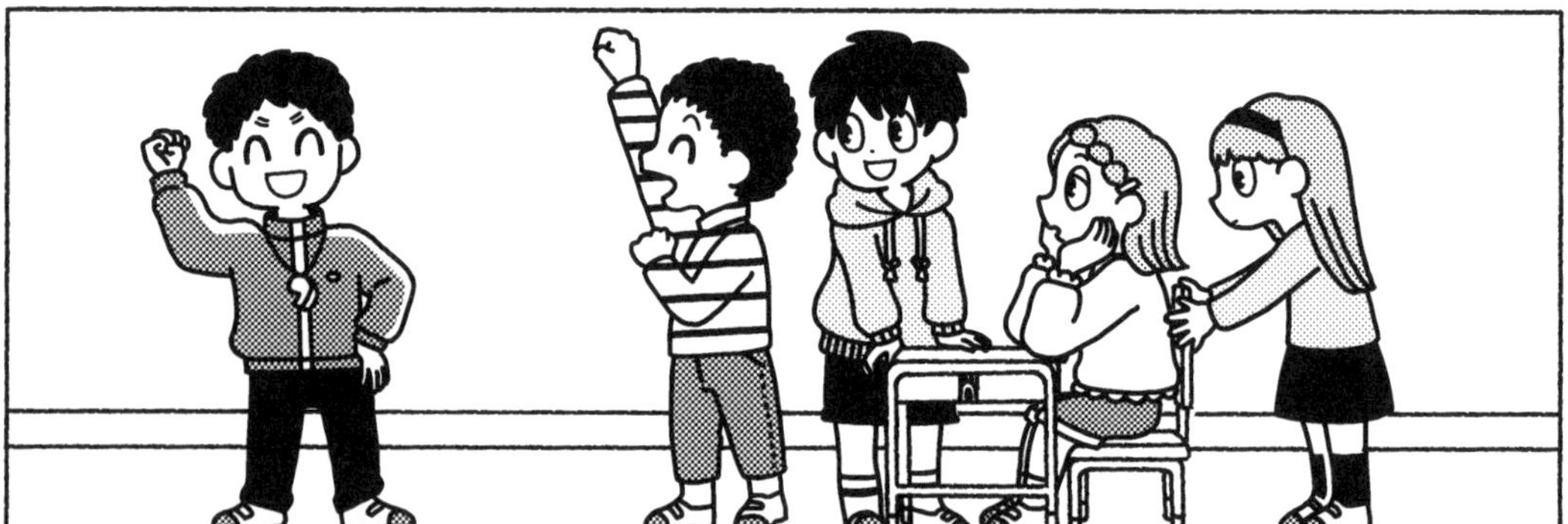

アナ　まさか、ちゃんと食べてきたもん。

友達8　あやしいよなー。

（友達8・9、いなくなる）

アナ　でも、本当は食べてなくて、力が出ないから、体育やりたくないな。

（アナ、いなくなる。友達4が机と椅子を片付ける）

校庭

（担任の先生、アナ登場）

担任の先生　今日はリレーをやります。

アナ　最悪だ。走るのめんどくさいな。まあしょうがないな。

（2人ともいなくなる）

ナレ3　アナさんは、朝ごはんを食べていないので、元気がなく、あまり走れませんでした。アナさんは、このように朝ごはんを食べないことがけっこうあります。そして、元気に体育をしたり、外遊びをしたりすることがあまりできません。

（アナ、友達1・4、登場）

ナレ4　給食の時間になりました。好き嫌いの多いアナさんにとっては、いやな時間です。

アナ　あー。給食だ。

友達4　アナちゃん、どうしたの。

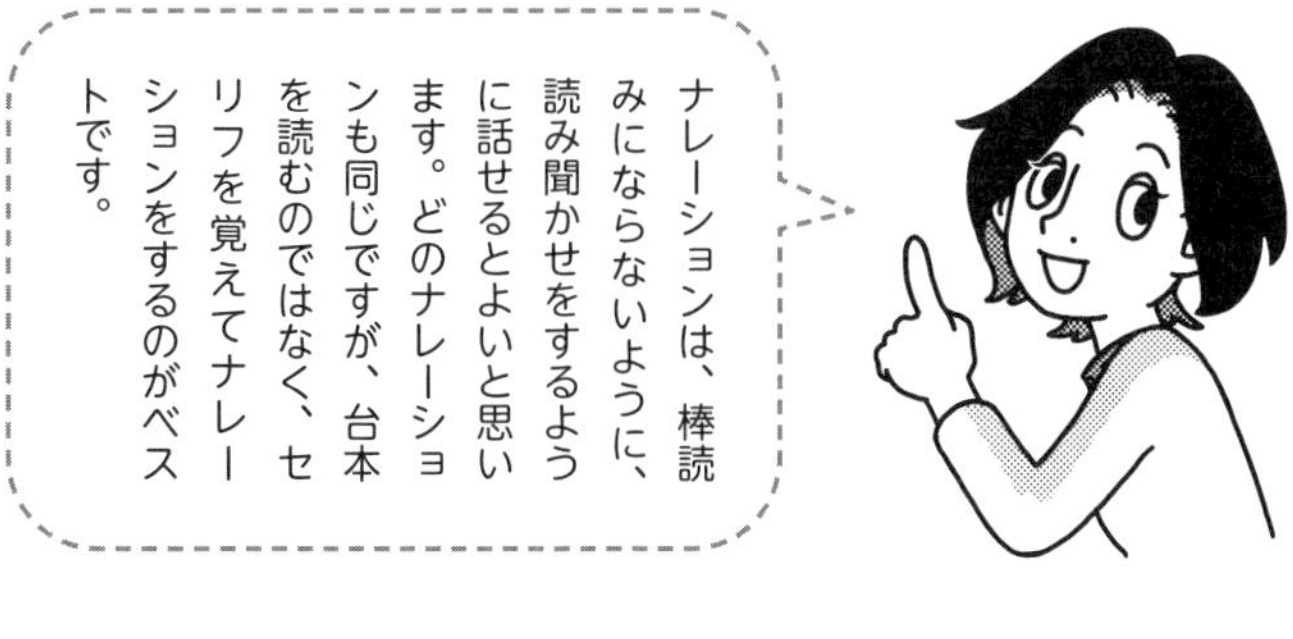
ナレーションは、棒読みにならないように、読み聞かせをするように話せるとよいと思います。どのナレーションも同じですが、台本を読むのではなく、セリフを覚えてナレーションをするのがベストです。

アナ　今日も嫌いなものばっかり。

友達1（かなこ）　でも、給食センターの栄養士さんが栄養のバランスをよく考えてつくってくれてるんだから、残しちゃだめなんだよ。

友達4　そうだよ。ちゃんと食べて運動しないと健康にも悪いし、かっこいい体つきにもなれないんだって。

アナ　でもなー。

（全員、いなくなる）

ナレ4　結局、この日もアナさんは給食を残してしまいました。そしておなかがすくので、帰ってから、大好きなお菓子を食べました。こんなことがしばらく続きました。

学校の廊下

（保健の先生、担任の先生、登場）

保健の先生　先生、昨日、アナさんがたおれて病院に運ばれたって聞いたんですが、どうしたんですか？

担任の先生　そうなんです。あの子、好き嫌いが多くて給食をほとんど食べないし、朝ごはんも食べてこないことが多いみたいだからな～。放課後におうちに電話してよく聞いてみます。

保健の先生　お願いします。

（2人とも、いなくなる）

病院

（友達8・9が椅子を2つ向かい合わせで置く。アナと病院の先生が座る。母は立っている）

ナレ2　ここは、アナさんが運ばれた病院です。

病院の先生　君は毎日どんな食事を食べているんだね。

アナ　（うつむいて、話さない）

病院の先生　血液検査の結果では、まったく栄養がたりていないよ。

母　すみません。好き嫌いが多いので、食べられる物しか食べないものですから。

病院の先生　こんなことでは、今日から入院してもらいます。

アナ　え？　来週、学芸会なのに。私、出たいんです。

病院の先生　だめですね。成長期の大切な時期にこんな食事のしかたをしていては、一生の問題になります。

母　先生、私も食事に気をつけさせますので、お願いします。

病院の先生　本当ですね。

母　はい。もちろんです。

病院の先生　君、ちゃんと食べるのかな？

アナ　自信ありません。

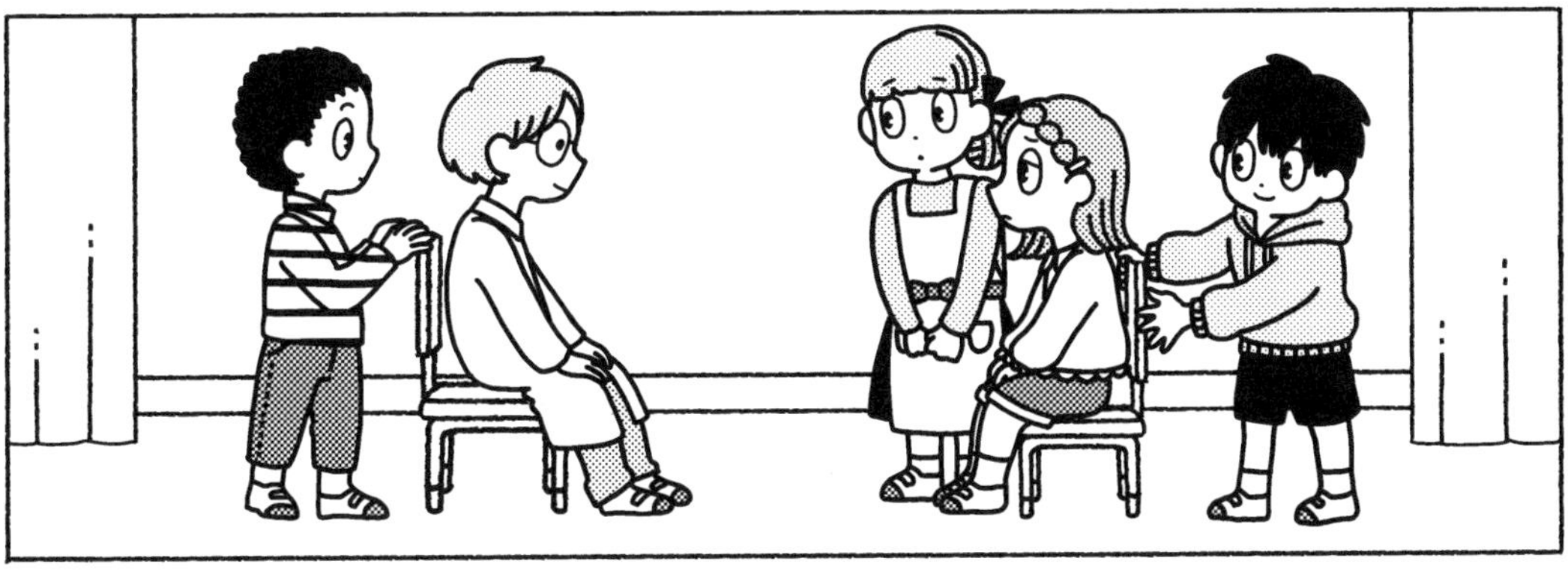

病院の先生　そうですか。自分の体を大切にできないんだったら、やっぱり入院してもらいます。

母　心身ともにケアもしないとだめですね。お母さん。

アナ　先生、すみません。それも家でやってみます。アナ、わかったわね。

わかりました。

（全員、いなくなる）

学校の廊下

（友達1・アナ、登場）

ナレ1　こうして、アナさんは食事や生活を見直しました。ごはんを3食きちんと食べ、お菓子を食べるのを少なくしました。そして、体育でもきちんと運動し、外遊びもたっぷりしました。

友達1（かなこ）　アナちゃん、最近スタイルよくなったんじゃない？

アナ　そうかな。実はね、しばらく前にたおれちゃって病院に行ったんだ。

ナレ2　アナさんは、かなこさんに病院で先生に言われたことを話しました。

友達1（かなこ）　そうだったんだ。

アナ　うん。つまり前にかなこちゃんが言ってた「お菓子を食べ過ぎると太るし、栄養のバランスが悪くなるよ。」って本当だったんだね。

友達1（かなこ）　本当だね。

アナ　だから、これからも、3食栄養のバランスのよい食事を食べようって思っているんだ。
友達1（かなこ）　私もやってみる。
アナ　いっしょにがんばろうね。
委員長　キャスト紹介
委員長　終わりの言葉

今回のポイント

◆健康な体つくりには、栄養バランスのよい食事が欠かせない。
◆給食は、栄養のバランスを考えて作られているので、アレルギーのある物以外は、できるだけ残さず食べる。
◆お菓子の食べ方にも注意する。
◆きれいな体つきになりたいのであれば、栄養バランスのよい食事と運動（外遊び）は大切である。

第10章

「咀嚼」

あらすじ

太一さんは、日頃からよく噛まずに食べる早食いです。体調が悪くなったことがきっかけとなり、よく噛むことに興味を持ち始めます。そこにスーパーマンが現れて…。

キャスト

- 太一〈　〉
- スーパーマン〈　〉
- 母〈　〉
- 父〈　〉
- 友達1〈　〉
- 友達2（ミオリ）〈　〉
- 友達3〈　〉
- 友達4〈　〉
- 友達5〈　〉
- 友達6〈　〉
- 友達7〈　〉
- 友達8〈　〉
- 友達9〈　〉
- 友達10〈　〉
- 担任の先生〈　〉
- 保健の先生〈　〉
- ナレーター1〈　〉
- ナレーター2〈　〉
- ナレーター3〈　〉
- ナレーター4〈　〉

小道具

- ●母…エプロン
- ●父…スーツの上着かベストやネクタイなど
- ●スーパーマン…スーパーマンのTシャツかマント
- ●保健の先生…白衣
- ●担任の先生…上着
- ●説明の紙（模造紙や画用紙を貼り合わせて書いた物）
- ●ランドセル　1
- ●机　3、椅子　5

副委員長　はじめの言葉

家

ナレ1　ある日のことでした。太一さんの家です。

（母、登場）

母　朝ごはんの時間よ～。

（太一、登場）

太一　あ～眠い、眠い。まあ起きるか。

（むしゃむしゃゴクン。むしゃむしゃゴクン。パンなどを食べているふり…
フードモデルなどを用意してもよい）

母　ちゃんと、1口30回は、かんで食べないとだめよ。

（父、登場）

父　お母さんの言うとおりだぞ。しっかりかめ、太一。

太一　わかってるよ。もう、うるさいな～。ほんとに、今、急いでるんだからしかたないじゃん。

母　太一しっかりかまないと病気になるわよ。

太一　わかってるって。行ってきま～す。

（太一、いなくなる）

母　行ってらっしゃい。もう、本当にわかっているのかしら、毎日、ああなんだから。

この劇について

歯科保健の中で、咀嚼について取り上げることは難しいかもしれません。劇で取り上げることで、児童に咀嚼について興味をもってもらい実践につなげることができるとよいと思いつくりました。

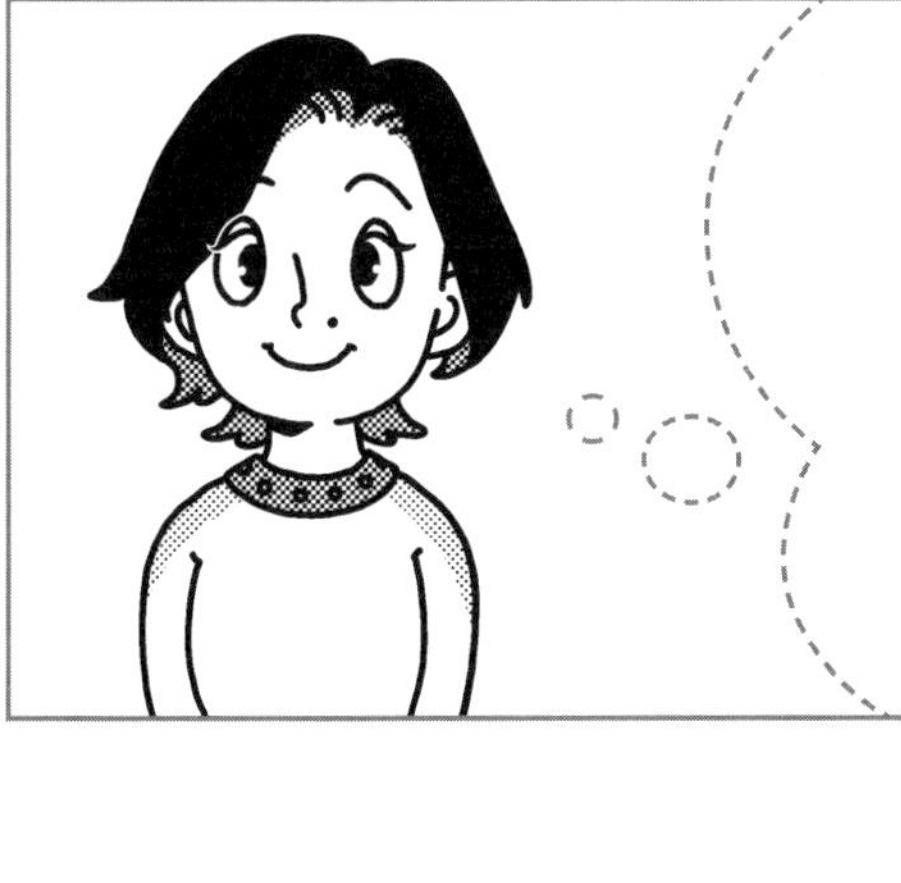

（父母、いなくなる。太一、ランドセルを背負って舞台を2往復する）

教室

（友達1・2、太一、椅子を出し座る）

ナレ1　太一は学校につきました。

（担任の先生、登場）

友達1　太一どうしたの？　やけにはりきってるね。

太一　は？　何が？　これがいつものおれじゃん。

（チャイム…全員で口で言う）

担任の先生　はい。みんな席について。出席をとります。ミオリさん。

友達2（ミオリ）　はい。

担任の先生　太一さん。

太一　はーい。（ふざけた感じで）

担任の先生　朝からふざけてるんじゃありませんよ。

太一　はーい。（反省した感じで）

担任の先生　まったく、しょうがないですね。では、みんな、算数の教科書12ページを開いて。

太一　ふあーあ。眠い。あれ？　なんか変だな。おなかが…。

（でも、おなかをさすって痛そうな感じ）

（太一、先生、友達1・2、いなくなる）

（チャイム）

（太一、友達3・4はいすに座る。5・6は太一のそばに立つ）

ナレ2　今は、5分休みです。

太一　あーあ。やっと終わった。

友達3　おー。どうしたんだよ。なんか元気ないじゃん。

太一　あー。ちょっとおなかが痛くてさ。あはは。

友達4　おなか痛いとかいって、笑うなんて変なの。

友達5　確かに。

太一　うるさいな。よいだろ。

友達6　本当は、すごく痛いのをかくしているんじゃないの。

（太一、笑い、次に痛そうな顔で、おなかをさする）

（全員、いなくなる。友達3・4・5が椅子を片付ける）

保健室

（保健の先生、出てきて、立っている）

ナレ2　太一さんは、とうとう保健室に行きました。

（太一が入ってくる）

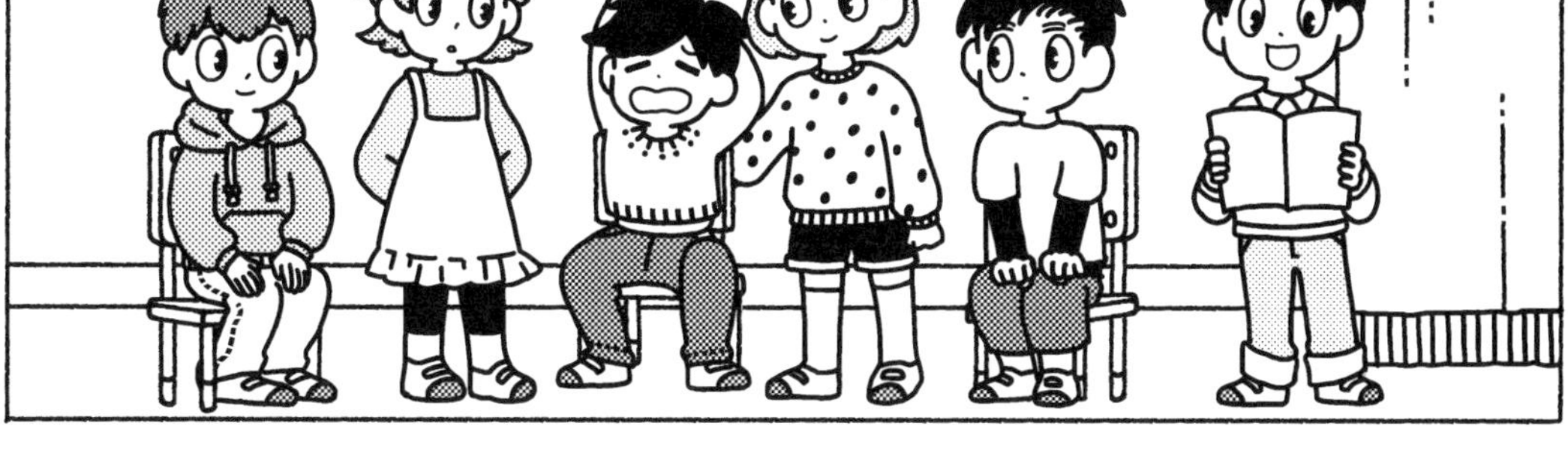

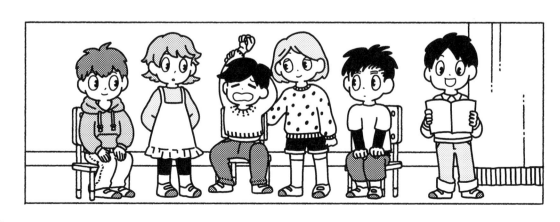

太一　失礼します。

保健の先生　太一さん、どうしたの？

太一　あ〜。なんか、おなかが痛くて。

保健の先生　大丈夫？　少し、ベッドで休みましょう。

（2人とも、いっしょにいなくなる）

教室

（友達7・8・9・10の4人は、椅子を5つ出し、椅子に座っている）

ナレ2　太一さんは保健室で休み、給食の時間の前には元気になりました。

（太一、登場し、椅子に座る）

太一　あー。元気になった。給食の時間だ〜。

友達7　おい。大丈夫か。

友達8　給食食べられるの？

太一　もちろん。よし、給食だ。食うぞ〜。

（全員給食を食べるまねをする。友達は、1口30回くらいかんでいるが、太一は2、3回しかかまない）

友達9　1口30回、ちゃんとかまないとだめだよ。

友達10　それにさっきも、おなかが痛くて保健室に行ったばかりだろ。

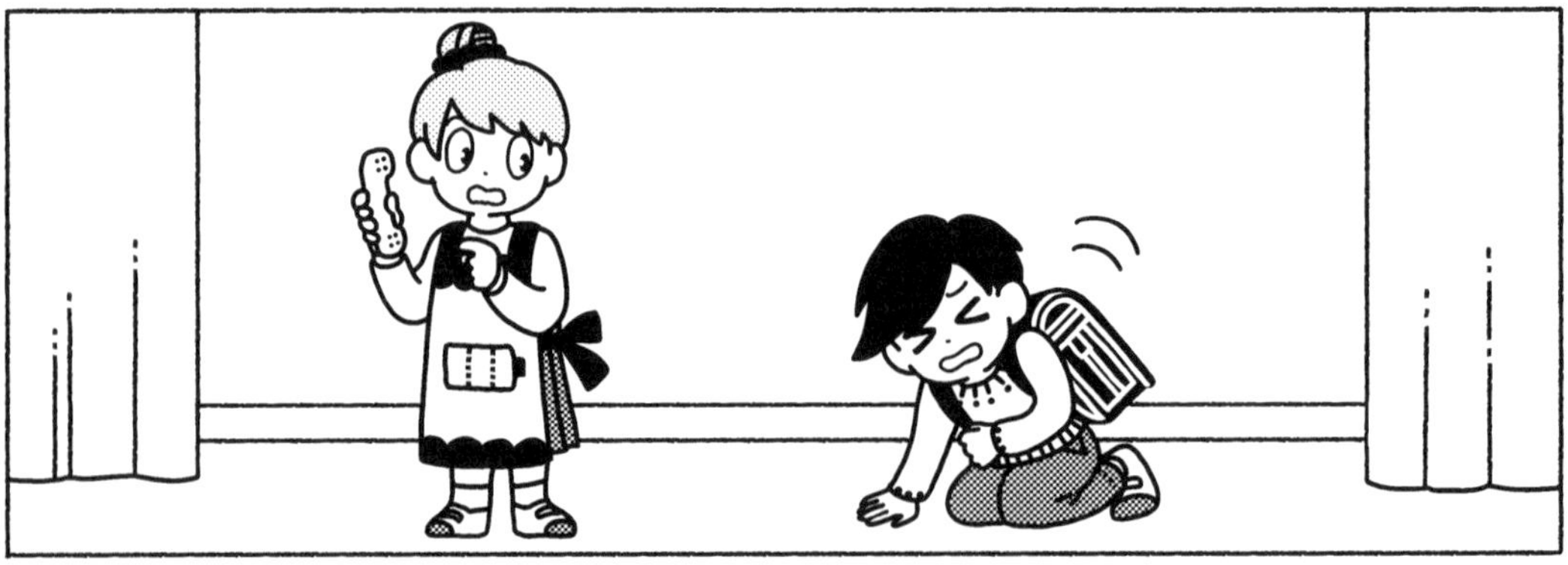

太一　はあ。うるさいな。お母さんと同じこと言うなよ。

（太一、少しして、うずくまる）

（全員、いなくなる）

帰り道

ナレ3　太一さんは、給食の時間にまたおなかが痛くなってしまいました。そして、早退して家に帰ることになってしまいました。

（太一、ランドセルを背負って母と登場）

太一　（おなかをおさえながら）あー、いてー。

母　大丈夫？　もしかして、きちんと30回かんでないから、こんなふうになったんじゃないの？

太一　そんなのうそうそ。おれはぜったい信じないから。ただのかぜだよ。

母　お母さんの言うことをぜんぜん聞かないんだから。

太一　う～。（うずくまる）あ～何でだろう。どうしておさまらないんだろう。

母　今、病院に予約入れるからね。

（2人とも、いっしょにいなくなる）

ナレ3　そして、太一さんは、病院に行きました。

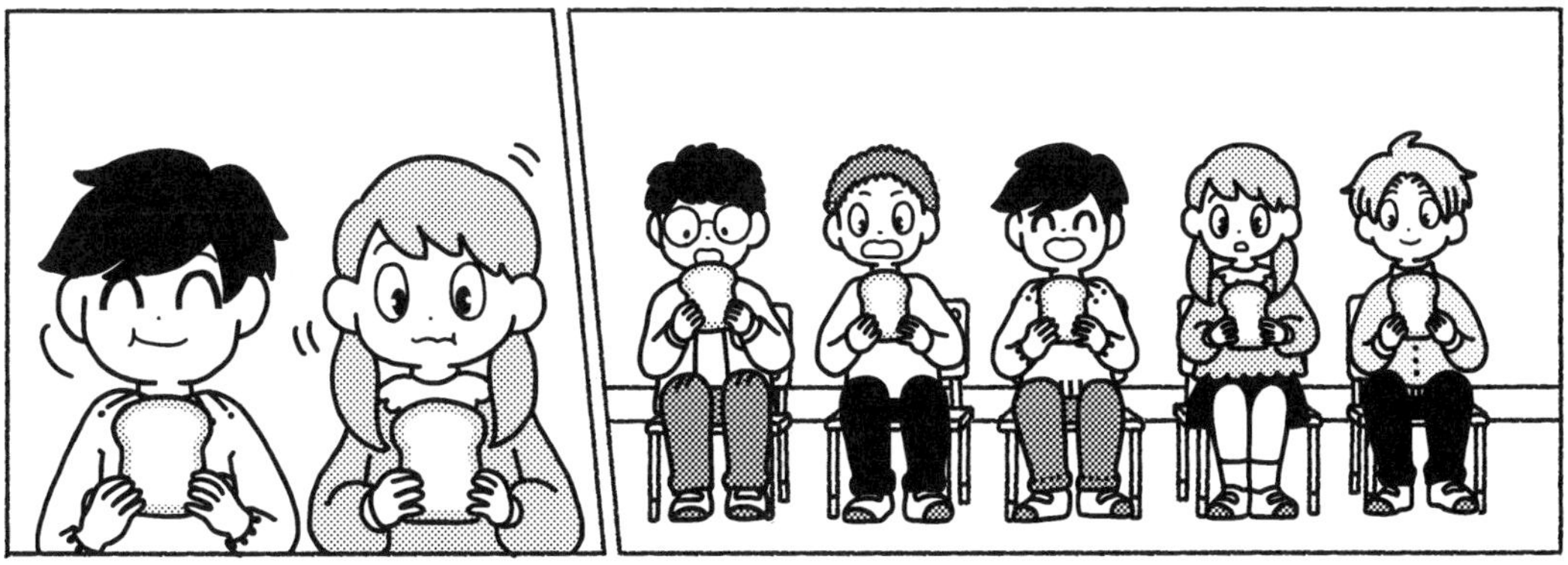

病院の帰り道

ナレ3　病院からの帰り道です。

母　ほらみなさい。病院の先生にも言われたじゃない。毎日よくかんで食べていたら、こうならなかったかもしれないって。

太一　あーあ。よくかんでいたら、胃袋も疲れないですんだし、もし、食べ物にキンがついていても、食べ物が細かくなっているから、胃の液でキンが死んだかもしれないって。

母　わかった？　太一。

太一　わかった。これからは、かむことの大切さを学校のみんなに伝えようと思うんだ。

母　まずは、しっかり治してからね。良くなるまで、学校はお休みよ。

太一　は～い。

（母、いなくなる）

太一　ところで、よくかんで食べることって他によいことがあるのかな？

（スーパーマン登場）

スーパーマン　それでは、説明してあげよう。

太一　君はだれ？

スーパーマン　まあ、スーパーマンってところだな。（ポーズ）

ナレ1、2　（紙を持って出てくる）

スーパーマン

①胃腸をつかれさせない。
②むし歯や歯肉の病気になりにくい。
③太りにくい。
④食べ物の味がよくわかるようになる。
⑤あごの骨と筋肉をきたえることができる。

（①をさしてから）まずは、①胃腸をつかれさせない。これは、君もわかったね。
②むしばや歯肉の病気になりにくい。よくかむとつばがたくさん出て、口の中をそうじしながら食べることになるんだ。
③ふとりにくい。よくかむと、食べ物をそんなにたくさん食べなくても、おなかがいっぱいになるので、食べすぎることがなくなるんだ。
④よくかむことで、食べ物の味を感じやすくなり、食べ物の味がよくわかるようになるんだ。
⑤あごをよく使うことになるから、あごが広くなって歯がきれいにはえやすくなるし、筋肉がきたえられてお年寄りになっても硬いものがかめるようになるんだ。

太一

へー。よいことがいっぱいだね。

スーパーマン

他にもまだあるんだ。今度また、教えてあげるね。じゃ。またな。

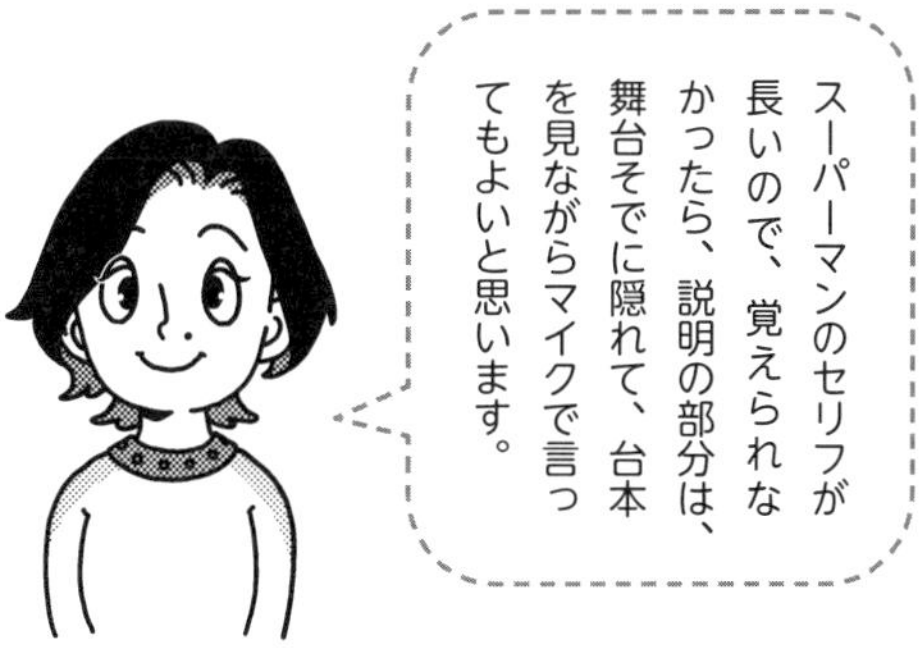
スーパーマンのセリフが長いので、覚えられなかったら、説明の部分は、舞台そでに隠れて、台本を見ながらマイクで言ってもよいと思います。

ナレ4　（2人とも、いなくなる）
太一さん、明日は、久しぶりの学校です。今までのことを活かさなくっちゃ。

教室

（友1・2・3、太一、椅子を出し座る。太一がみんなに話している）

友達1　ああ、そうなんだ。知らなかった。
友達2　かむことってそんなに大切なんだね。
友達3　ぼくもこれからはきちんと気をつけよ。

（友4・5・6・7・8・9・10、登場）

友達4　太一、久しぶり。
友達5　大丈夫？　心配したよ。
友達6　元気になったんだ。
友達4　あれ？　どうしたの？　なんか変わった？
太一　おれ、今までの行動が間違っているって、やっと気づいたんだ。だから、ごはんもしっかり1口30回かんでいるんだ。だからか、最近では、家族に「うるさい。」って言われるくらい元気なんだよ。
友達5　でもよかった。ムードメーカーがもどってきて、やっと明るくなるね。
太一　ねえ。みんな知ってる？　かむことの大切さ。

友達6
太一
スーパーマン

知ってるよ。
ぼくは、5つまでしか知らないんだ。
（スーパーマン、登場）
（ナレ1・2・3、紙を持って出てくる）

⑥脳の働きがよくなる。
⑦発音（ことばの出し方）がうまくなる。
⑧がんをふせぐ。
⑨全身の体力が上がる。

じゃあ。続きを教えてあげよう。
この前教えたのは、5まで。あとは、
⑥脳の働きがよくなる。よくかむと脳の血のめぐりがよくなって、働きがよくなるんだ。
⑦口の動きがよくなって、ことばの出し方がうまくなるんだ。
⑧がんをふせぐ。よくかんでつばがたくさん出ると、体によくないいろいろなものをつばで消すことができるんだ。
⑨かむ力がつくと全身の体力が上がる。運動選手は、かむ力が強いんだ。

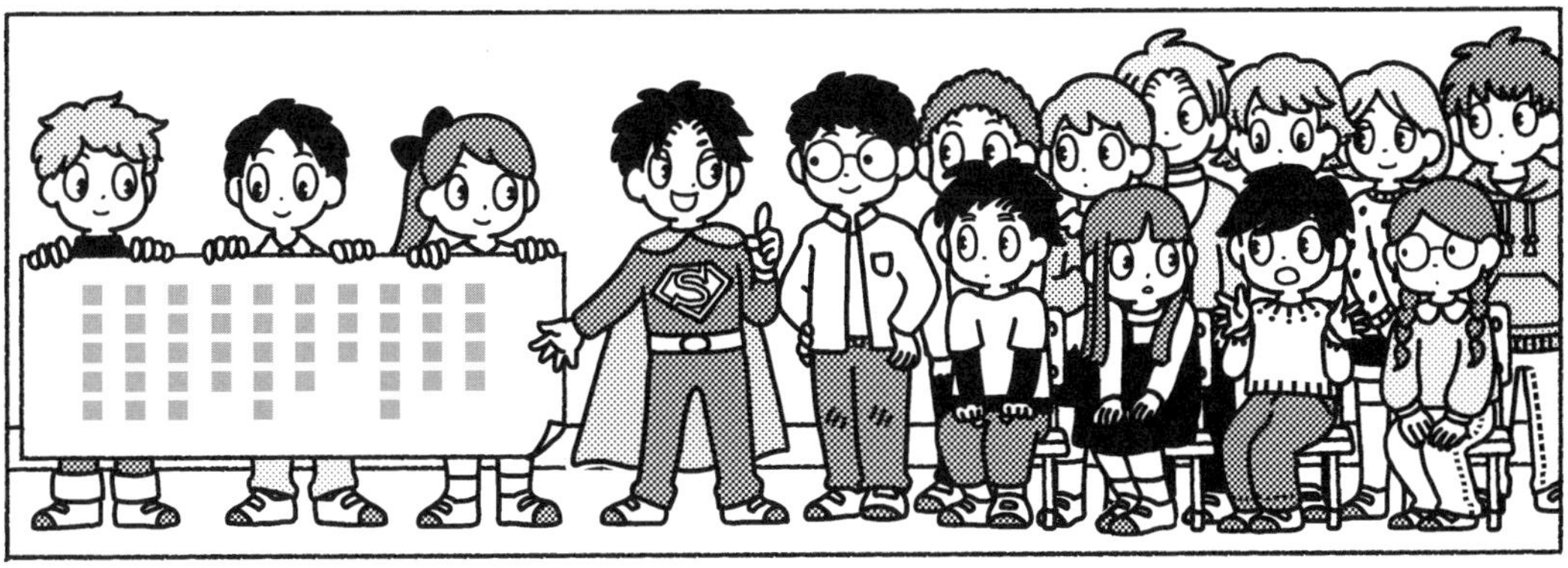

（ナレ1・2・3いなくなり、ナレ1・2で1口30回の紙を出す）

スーパーマン	いいかい。忘れるなよ。そして、1口30回かむくらいのつもりで、よく、かむんだよ。給食もおしゃべりしないでよくかむこと。特に夕ごはんは、時間があるから1口30回を忘れずに！　じゃあ、みんな元気で。（手をふっていなくなる）
友達7	よいこと教えてもらったね。
友達8	ねえ。今日からみんなでかみかみキャンペーンを始めようよ。
友達9	え？　何？　それ。
友達8	だから、きちんと食べ物を30回かむって体によいよっていう宣伝をするってこと。
友達10	うん。いいね。
友達9	よーし。みんなでがんばろう！
友達10	（全校の人を指さして）みんなもだよ。
友達8	（全校の人に向かって）これからがんばってね。
委員長	キャスト紹介
委員長	終わりの言葉

今回のポイント

◆よくかんで食べることは、体によいことがたくさんあることを知る。
◆1口30回かむように心がける。（特に夕食）

役を決める

役決めも、原則、立候補制にしています。好きな役を優先的にできる約束になっている台本係と特別な配慮が必要な児童は、事前に台本の配役部分に名前を入れます。その台本を、児童に配布します。そして、主役から決めていきます。主役が決まったら、セリフが多い準主役やバイキンや天使など、その委員会のメンバーによっては敬遠されそうな役から決めていきます。

その理由としては、嫌な役だったとしても、それを自分の意志で引き受けてやってみるということがとても大切だからです。もちろん劇のできにも影響してきますが、その経験は、必ず他のことにも活かされるからです。

立候補にすると、永遠に決まらないのではないかと思うようなこともありますが、それでも、ひたすら待ちます。ただし、児童が立候補した役が、児童の特性を考えると明らかに無理がありそうな場合は、役決めのときに配慮することもあります。

舞台練習をする

いよいよ、舞台練習に入ります。

今は、学校教育観の変化で、また、子どもや保護者の考え方の変化で子どもを残して練習することがとっても難しくなっています。そのため、放課後、職員の会議が入っていない日を選んで練習させたり、朝少し早めに来て練習させたりしています。

一番大変なのは、この「時間確保」だと思います。理解のある学校や家庭だといいのですが、なかなか理解してもらえない中でやるのは大変なことです。

それでも、子どもたちと一生懸命つくり上げていきます。演劇づくりでここが一番大切な時間で、「やりがい」のある時間でもあります。

この「舞台練習」こそが、「アクティヴラーニング」の最たるものだと思うのです。実は、「アクティヴラーニング」というのは、「生の臨場感の中で行われる本音のやりとりであり、人間関係づくり」なのです。演劇づくりはこれにぴったりとあてはまっています。

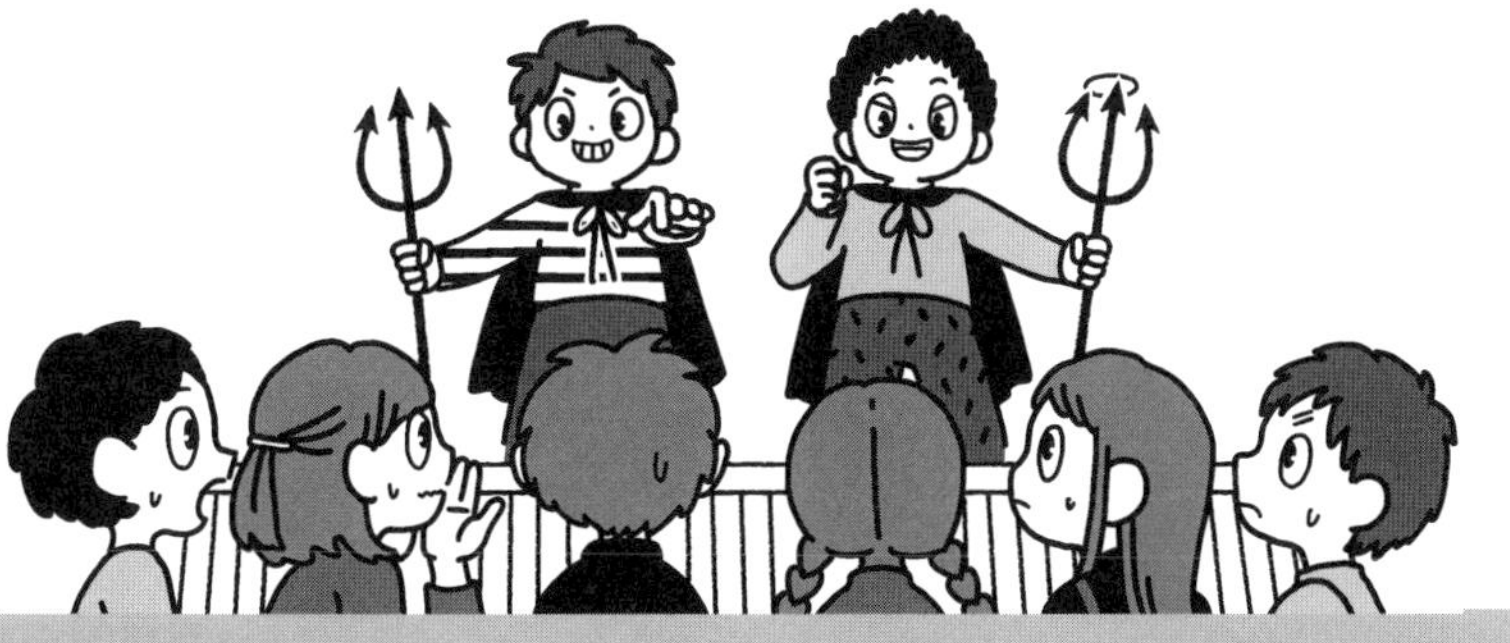

第11章

「朝食」

あらすじ

ゲームなどをして、夜遅くまで起きている太一は、宿題もせずに寝てしまいます。そして朝、起きられず朝食を食べずに学校へ出かけます。授業中は居眠りをしてしまいます。突然天使が現れ、その天使に、朝食の大切さを教えてもらいます。しかし、その後、悪魔が現れて…。

キャスト

太一（　　　）
天使1（　　　）
天使2（　　　）
天使3（　　　）
悪魔1（　　　）
友達1（　　　）
友達2（　　　）
友達3（　　　）
友達4（　　　）
友達5（　　　）
友達6（　　　）
友達7（　　　）
友達8（　　　）
担任の先生（　　　）
母（　　　）
ナレーター1（　　　）
ナレーター2（　　　）
ナレーター3（　　　）
ナレーター4（　　　）

小道具

- 母…エプロン
- ランドセル
- パン（フードモデルまたは紙で作ったものなど）
- 天使…白マントもしくは羽、頭の上の輪 3
- 担任の先生…ジャージの上着、首から下げる笛
- 悪魔…黒マント
- チャイム音（無ければ、児童に口ずさませる）
- 机 5、椅子 5
- 説明の紙や絵（基本的にはナレーターに作製させる）模造紙か大きな画用紙を貼り合わせて作製する。

副委員長　はじめの言葉

家

ナレ1　ここは太一さんの家です。今は夜中の12時です。
太一　よっしゃー。全クリだぜ〜。
（母、登場）
母　太一まだ起きているの？　明日、起きられなくて遅刻しても知らないわよ〜。
（太一、無視。母、いなくなる）
太一　明日、あいつにゲームのこと教えてやろ！
（太一、いなくなる）
ナレ1　太一さんはやっと眠りました。
ナレ2　そして次の日です。
（太一、眼をこすりながら登場）
太一　あーあ。まだ眠いよ。やっべ。もう8時だ〜。
（母、登場）
母　太一、ごはん食べなさい。
太一　無理！　今起きたんだから。やばい、やばい。急がなきゃー。
（ランドセルに荷物を入れる）

この劇について

朝食の大切さについて、取り上げられるようになって久しいです。アンケートを取ると、朝食は食べたと答える児童は多いかもしれません。しかし、保健室に来る児童に個別に聞いてみると、その内容は、パンと水というようなことが多く見られるのではないでしょうか。そこで、バランスのよい朝食（食事の内容）についても着目してほしいと考えました。

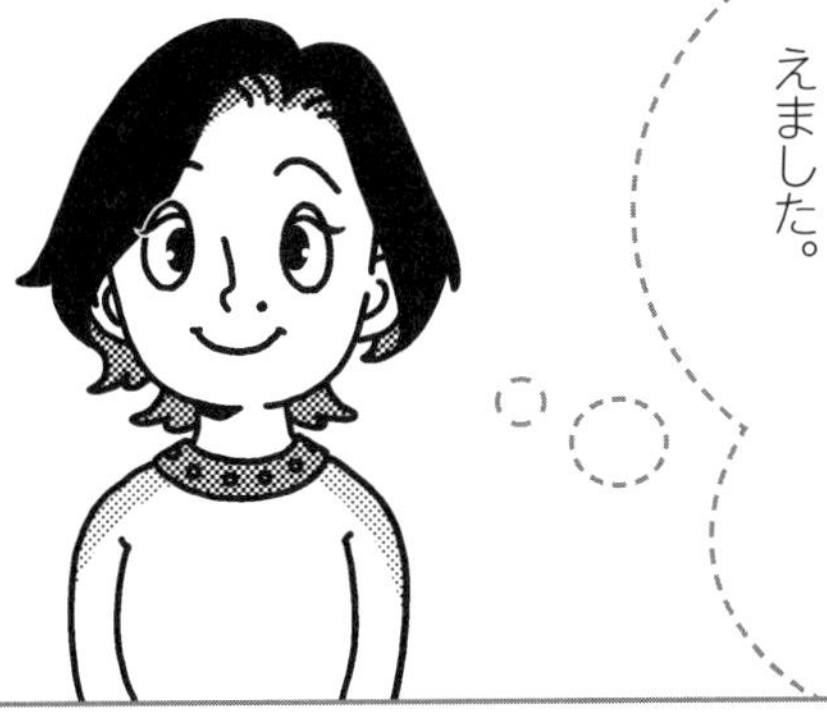

（母、いすを出して座る。いすに座って、パクッとパンを食べる）

母　ん～おいしい～。

太一　朝ごはんはー？

母　いらない！　行ってきまーす。

太一　行ってらっしゃい。まったくしょうがない子ね。（母、椅子とともにいなくなる）

（太一、舞台上を走って2回往復する。次に舞台の真中で息をきらせて）

太一　やばい、やばい。遅刻したら宿題がふえるー。

（ナレ2、チャイムの音を流す。または、口でチャイム音を口ずさむ）

太一　あーあ。間に合わなかった…。

（椅子と机5台、みんなで出す）

教室

（太一、こそこそと教室に入ってくる）

担任の先生　何やってるのー。太一さん。こそこそしているひまがあったら、さっさと席につきなさい。

太一　ハイ！

友達1　残念、太一さん宿題スペシャル。

太一　あーあ。おなかへったー。

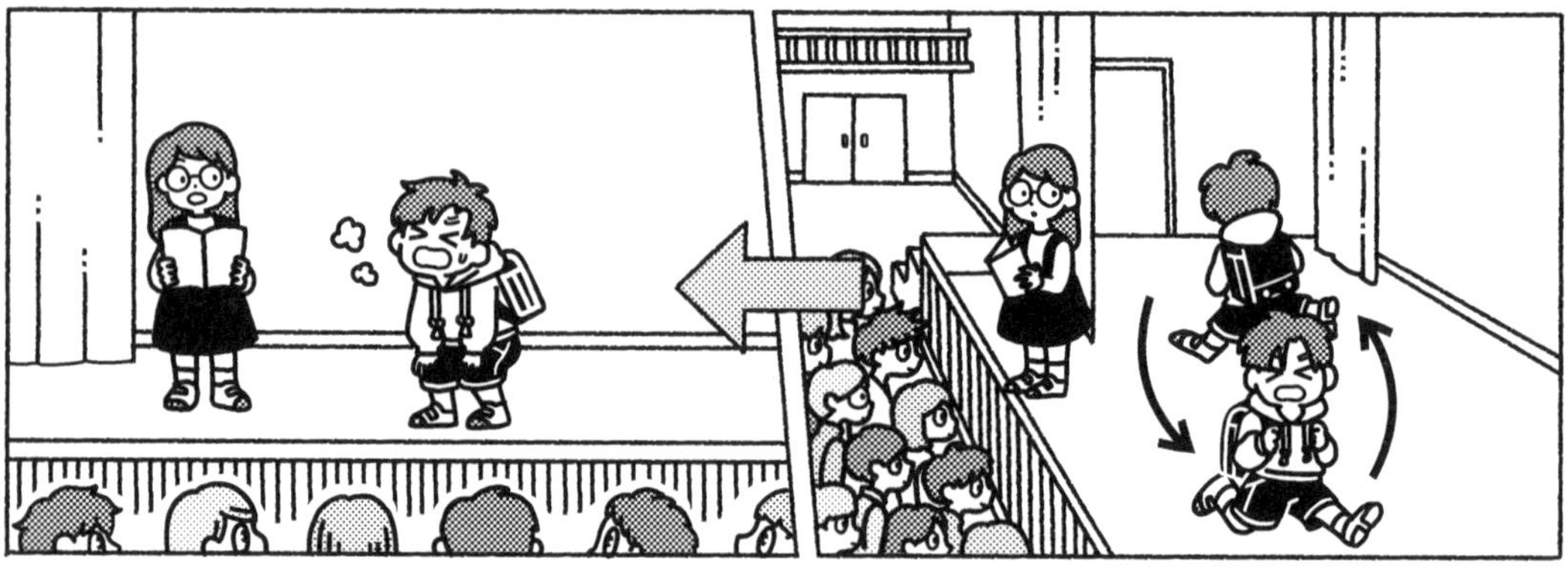

友達2　おい。太一さん、ゲーム全クリしたか？
太一　もちろん全クリしたぜ！
担任の先生　こら静かにしなさい。2人とも休み時間なしになるわよ。
太一、友達2　はーい。
担任の先生　では、算数の授業を始めます。
全員　お願いします。
ナレ2　算数が始まってしばらくすると、
太一　（いねむりをしはじめ、寝てしまう）
友達3　太一さん、太一さん、太一さん
太一　なんだよー。（眼をこすりながら）
担任の先生　授業中に何してるの？
友達4　太一さん、昨日も遅くまで起きてゲームでもやってたんじゃない？
担任の先生　みんなにばれてるわね。今日の宿題は特別メニューね。
全員　あーあ。（太一以外、いなくなる。天使、登場）
天使1　あんなに夜、遅くまで起きているからよ。
太一　はあ？
天使2　私たちはブルーエンジェル。太一さん、そんなに夜遅くまで起きているのがいけないのよ。

太一　えー。

天使3　太一さんは夜遅くまで起きていて、朝ごはんを食べてないし、学校にも遅れたでしょ。

太一　まあ。そうですけど。なんで知ってるんですか？

天使1　それはあなたのことをずっと見ていたからよ。

天使2　太一さんが規則正しい生活をしていなかったからよ。

太一　じゃあどうすればいいんですか？

天使3　家に帰ったら、宿題をやる！

天使1　そしてゲームをしないで早く寝るとよいわ。

天使3　ところで、太一さん、朝ごはんを食べると、どうしてよいのか知ってる？

太一　まあ、なんとなく…。

（ナレ1・2は紙を持って出てくる。天使1が紙の順番に指をさす）

ナレ3

- 脳のエネルギーがいっぱいになる。
- 脳があたたまる。つまり、勉強の中身が頭によく入るようになる。
- 運動するときに力が出る。
- うんちが出やすくなる。
- 太りにくい体になる。

（ナレ1・2、紙を持って舞台そでに下がる）

天使1 こんなに、よいことばかりなのよ。それから、どんなものでも食べたらよいというわけではないの。

天使2 次の3つの食べ物の仲間をバランスよく食べると、よい働きがもっとふえるのよ。

（ナレ1・2、新しい紙を持ってくる）

ごはん
パン　など

たまご
ハム　ソーセージ
肉
魚　など

野菜
くだもの　など

ナレ4 ●ごはん　パン　などの黄色の食べ物
●たまご　ハム　ソーセージ　肉　魚　などの赤色の食べ物
●野菜、くだものなどの緑の食べ物

天使3 だから、朝ごはんもいろいろな食べ物をバランスよく食べなくてはいけないの。

（天使1・2・3はいなくなる。先生、登場）

（太一、机にふせる）

先生 太一さん、どうしたの。帰りのしたくをしなさい。

太一 あ、はい。さっきのブルーエンジェルはどうしたんだろう。

（全員で机を舞台そでに動かす）

通学路

（太一、ランドセルを背負って歩いて出てくる）

太一　さっき、ブルーエンジェルが家に帰ったら、すぐに宿題をやって、ゲームをしないで早く寝るようにいってたけどいやだな～。

（悪魔、登場）

悪魔　そうだよな。天使の言うことなんて聞くやつなんかいないよな。

太一　君はだれ？

悪魔　まあ、だれでもいいじゃないか。天使の言うことを聞くことなんかないさ。

太一　そうだよね。

（天使1、登場。悪魔と天使が太一の手を引っぱりあう）

天使1　何言ってるの、だめよ。

悪魔　そっちこそ、だめだぞ。

天使1　だめよ。

悪魔　だめだぞ。

太一　もうやめて。自分で決める～。（太一、天使1、悪魔いなくなる）

ナレ4　さて太一さんはどうしたでしょうか？

家

母　夕ごはんできたわよ。（声のみ）
太一　はーい。（声のみ）
ナレ4　（登場）宿題も終わったし、夕ごはん、あー、おいしかった。ごちそうさま。
ナレ4　それから。太一さんは部屋にもどって明日の準備をし、お風呂に入りました。
（太一、歯ブラシをもっているふりで、歯みがきのまね）
ナレ4　太一さんは、歯みがきをして9時には、寝ました。
（太一、いなくなる）
ナレ2　次の日の朝が来ました。
（母、登場）
母　太一、今日は早く起きたわね、朝ごはんもちゃんと食べたし。
（太一、ランドセルをしょって登場）
太一　朝ごはんもしっかり食べて、元気もりもり。
母　行ってらっしゃい。
太一　行ってきます。
（全員で机を5台出す。友達は座っている）
太一　おはよう。

友達5	太一さん、おはよう。
友達8	今日は早いね。
太一	うん。
友達6	太一さん、元気いいみたいだけど、どうしたの？
太一	早く起きて、栄養バランスのよい朝ごはんを食べたからかな？
友達7	栄養バランスのよい朝ごはんを食べたほうがいいんだね。
太一	そう、せっかく食べても、パンだけというような朝ごはんではだめなんだってよ。
友達8	そうなんだ。気をつけよう。
委員長	キャスト紹介
委員長	終わりの言葉

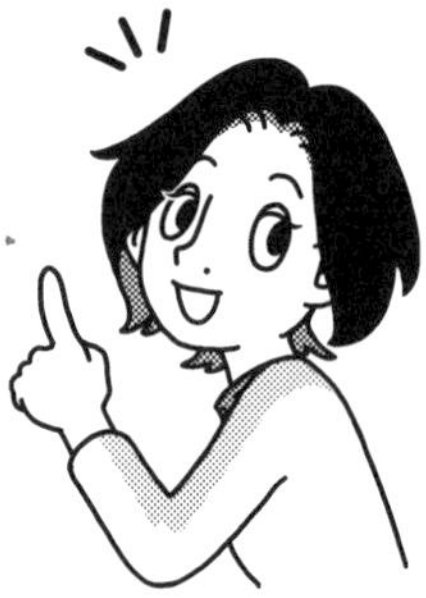

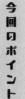

第11章の「朝食」の台本について、よりイメージしやすいように**114ページからまんがでも紹介します**。ぜひ参考にしてください。

今回のポイント

◆生活リズムの基本は、早寝、早起き、朝ごはんである。

◆朝ごはんの効果が多いことを理解させる。

◆朝ごはんも栄養バランスのよい食事を心がけることが大切である。

衣装・小道具について

今は、100円ショップや量販店、またはインターネットなどで、衣装や小道具になるものが安く手に入ります。使えそうなものを見かけたときは、買っておきます。(写真①)

①

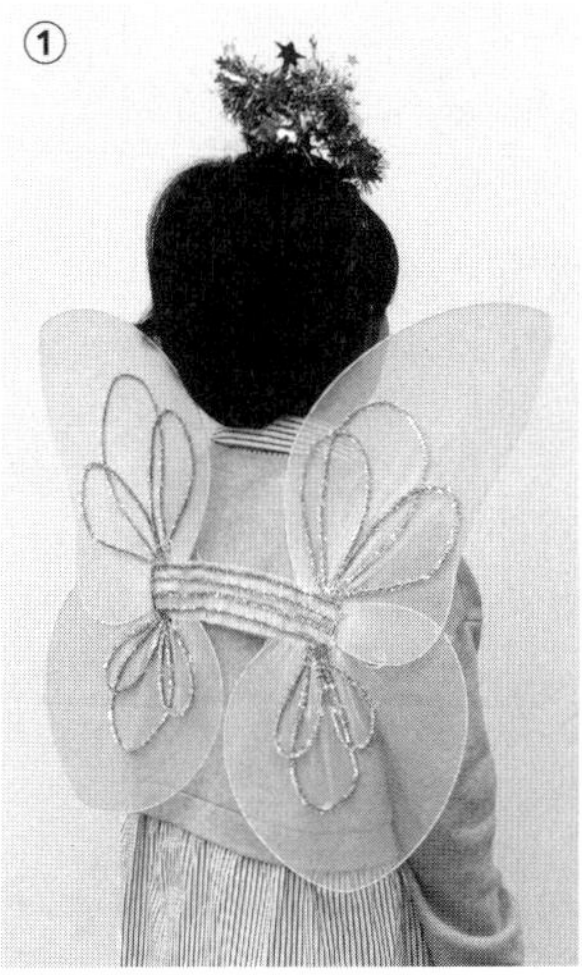

手づくりしてもよいと思うものは、黒の豪華なマントです。新卒の頃につくりましたが、30年以上たっても、このマントは大活躍しています。(写真②)

②

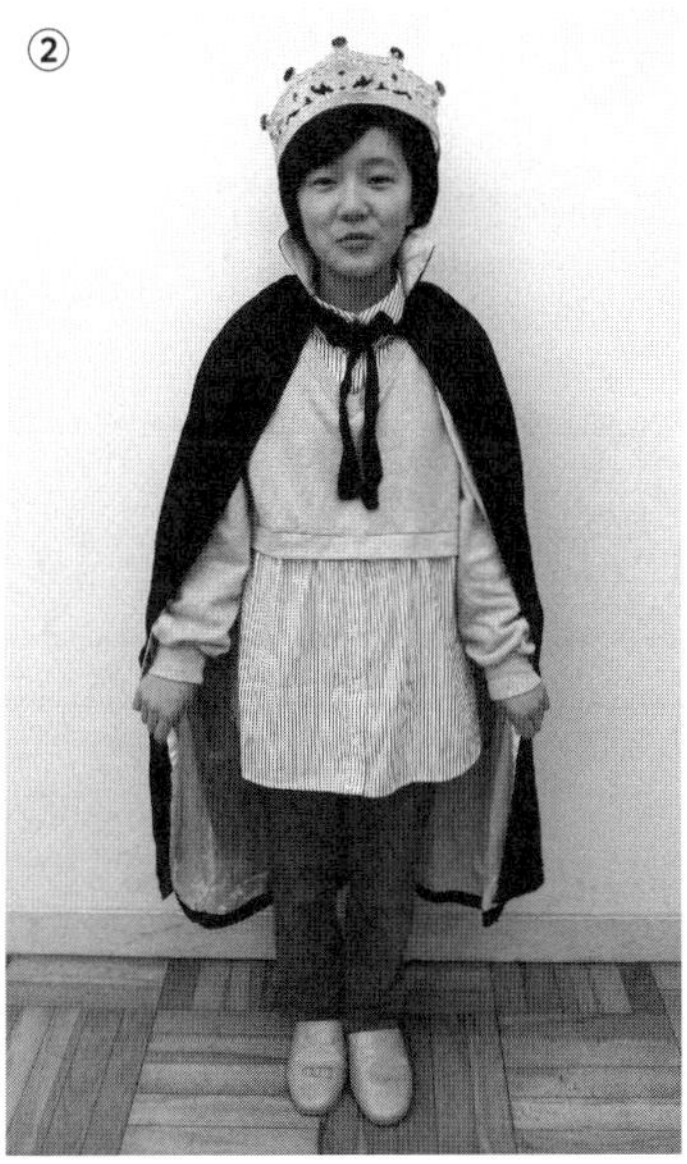

また、エアーでよい物は、エアーで済ますのもよいと思います。例えば、ゲームのシーンでのコントローラーなどは、持っているふりをさせるだけで、見ている児童はすぐに何かわかってくれます。

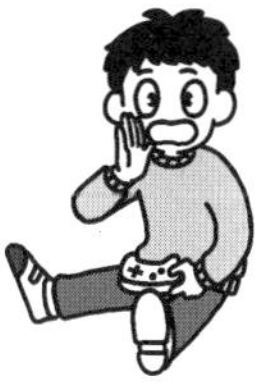

舞台背景・舞台装置について

舞台背景や舞台装置は、時間があれば凝ってもよいと思いますが、背景なし／劇に使う机や椅子などは必要最低限でもＯＫ。ビデオ劇も無理する必要はありません。

ポイントなどを示す紙の作製

保健的なポイントなどを、見ている児童に示す紙を作製します。模造紙や画用紙を貼り合わせて油性ペンなどで書きます。ナレーターの児童に練習の合間に作製させることが多いです。量が多かったり時間が無かったりするときは、パワーポイントなどでつくって映し出すことも可能です。

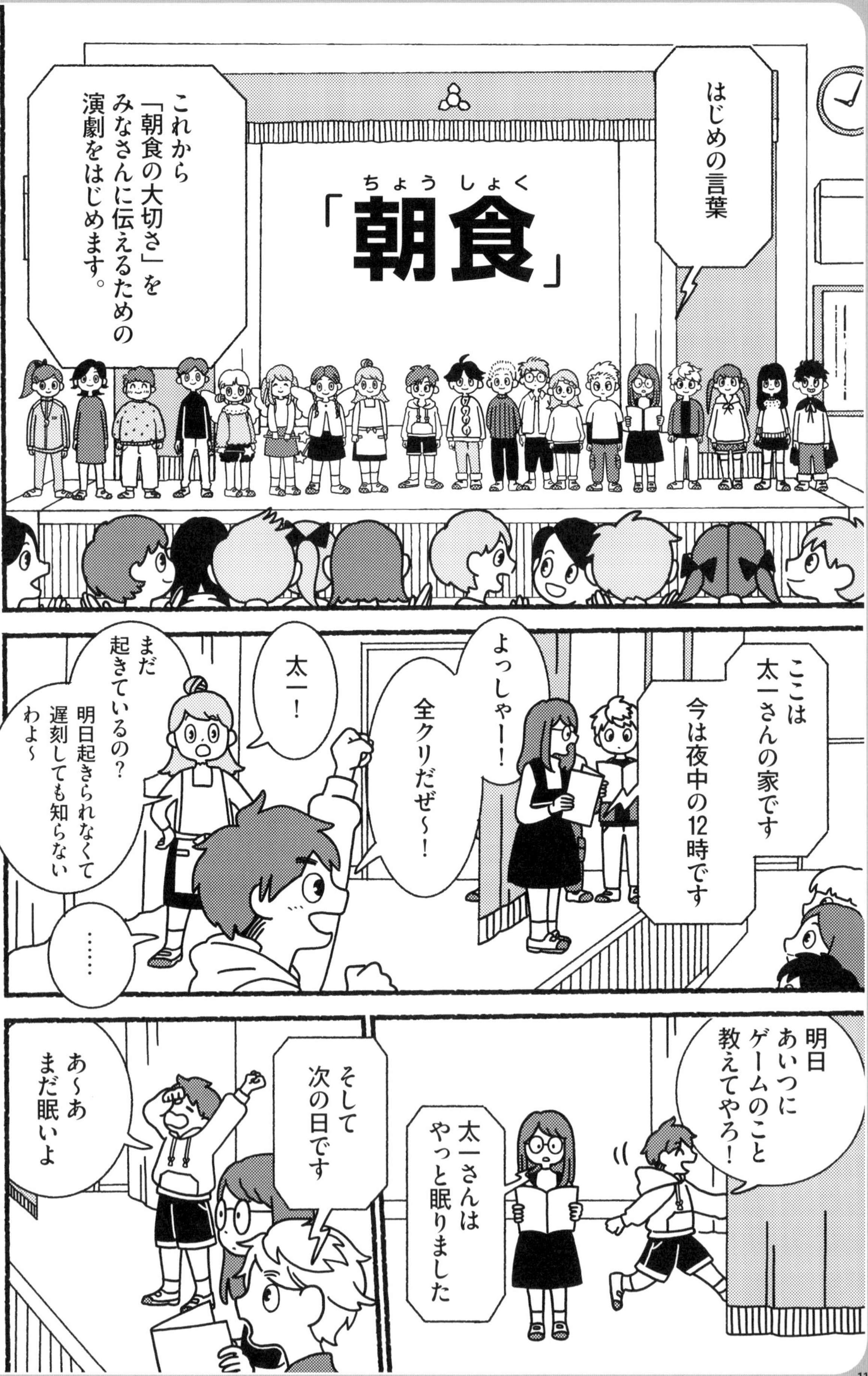
はじめの言葉
「朝食《ちょうしょく》」
これから「朝食の大切さ」を みなさんに伝えるための 演劇をはじめます。
ここは太一さんの家です 今は夜中の12時です
よっしゃー！ 全クリだぜ～！
太一！
まだ起きているの？ 明日起きられなくて 遅刻しても知らない わよ～
……
明日 あいつに ゲームのこと 教えてやろ！
太一さんは やっと眠りました
そして 次の日です
あ～あ まだ眠いよ

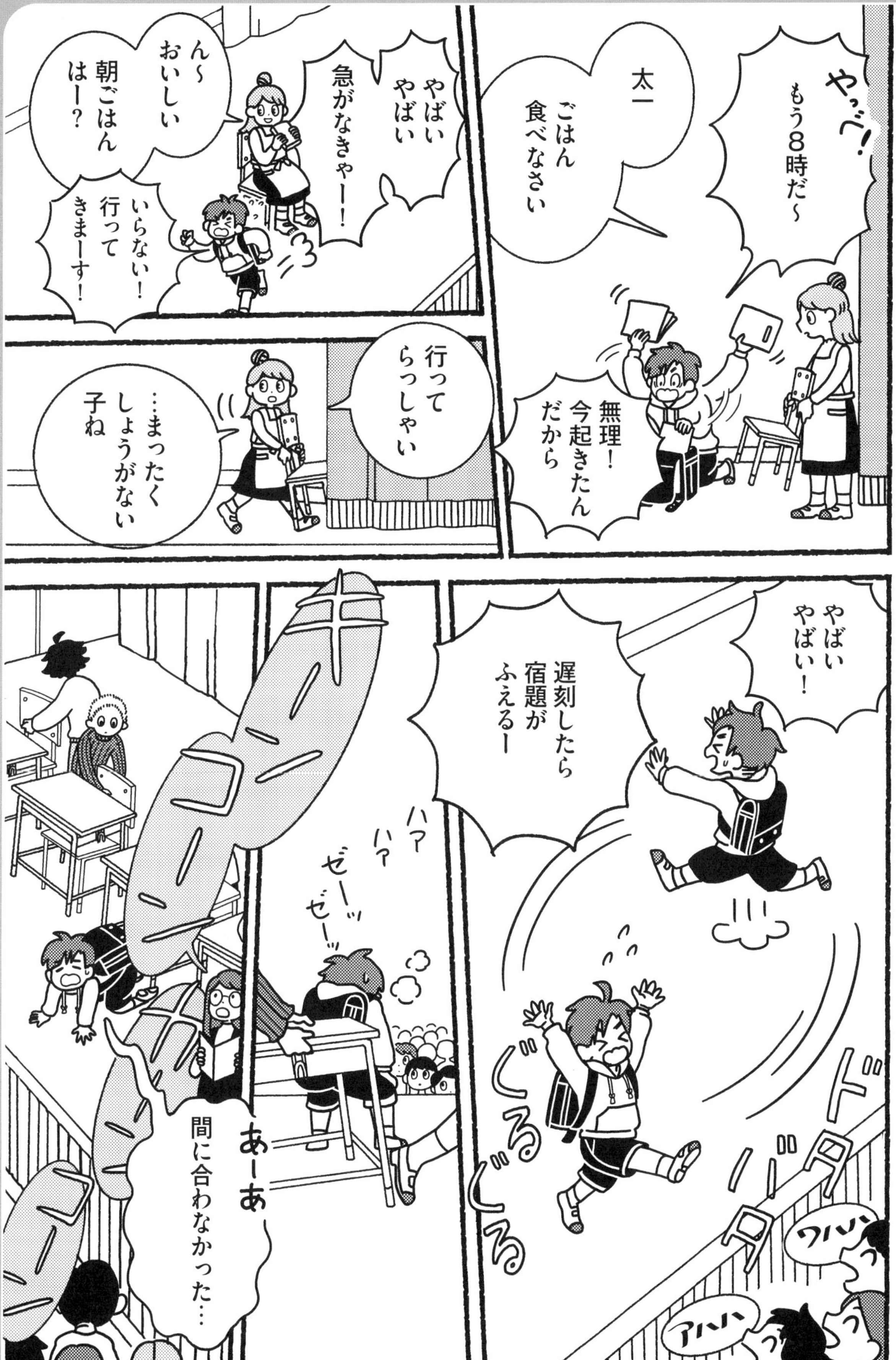
やっべ！
もう8時だ～
太一 ごはん 食べなさい
無理！ 今起きたん だから
やばい やばい
急がなきゃー！
ん～ おいしい
朝ごはん はー？
いらない！ 行って きまーす！
行って らっしゃい
…まったく しょうがない 子ね
やばい やばい！
遅刻したら 宿題が ふえるー
ドタバタ
ぐるぐる
ワハハ
アハハ
ハァ ハァ
ゼーッ ゼーッ
あーあ
間に合わなかった…

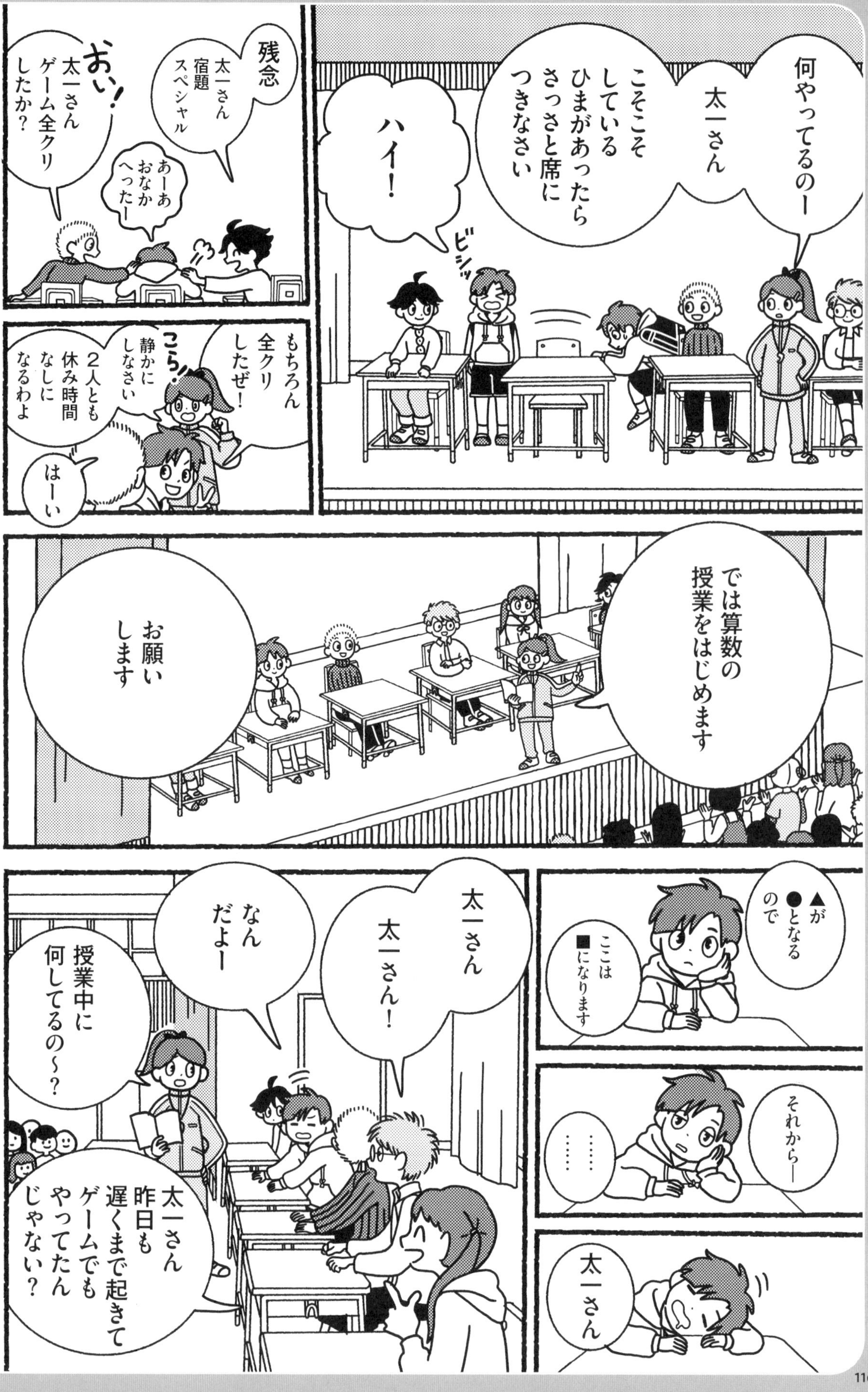
何やってるのー
太一さん
こそこそしているひまがあったらさっさと席につきなさい
ハイ！
ビシッ
残念
太一さん宿題スペシャル
あーあおなかへったー
おい！太一さんゲーム全クリしたか？
もちろん全クリしたぜ！
こら！！
静かにしなさい
2人とも休み時間なしになるわよ
はーい
では算数の授業をはじめます
お願いします
▲が●となるので
ここは■になります
それから―
……
……
太一さん
太一さん
太一さん！
なんだよー
授業中に何してるの～？
太一さん昨日も遅くまで起きてゲームでもやってたんじゃない？

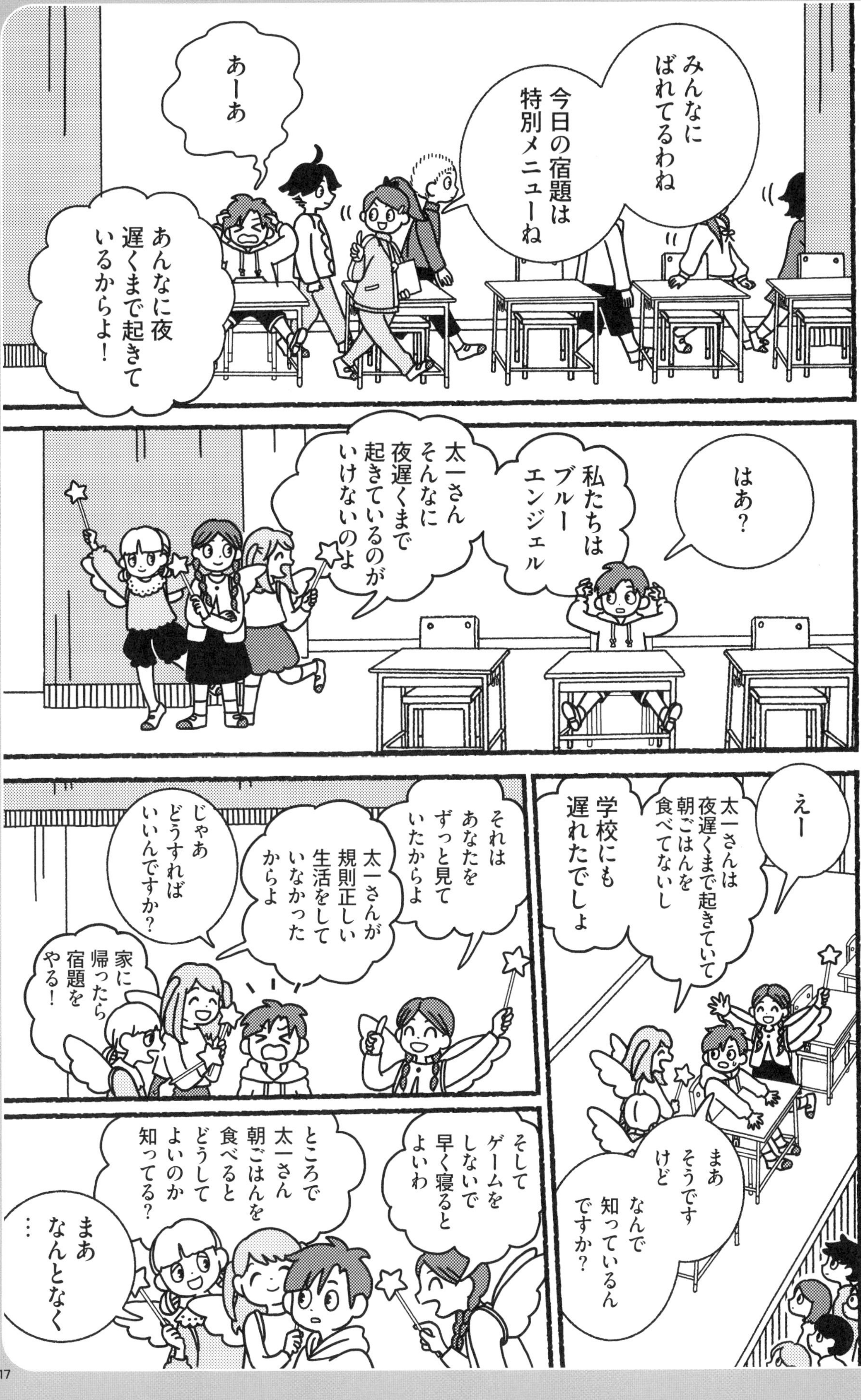
みんなにばれてるわね
今日の宿題は特別メニューね
あーあ
あんなに夜遅くまで起きているからよ！
はあ？
私たちはブルーエンジェル
太一さんそんなに夜遅くまで起きているのがいけないのよ
えー
太一さんは夜遅くまで起きていて朝ごはんを食べてないし
学校にも遅れたでしょ
まあそうですけど
なんで知っているんですか？
それはあなたをずっと見ていたからよ
太一さんが規則正しい生活をしていなかったからよ
じゃあどうすればいいんですか？
家に帰ったら宿題をやる！
そしてゲームをしないで早く寝るとよいわ
ところで太一さん朝ごはんを食べるとどうしてよいのか知ってる？
まあなんとなく…

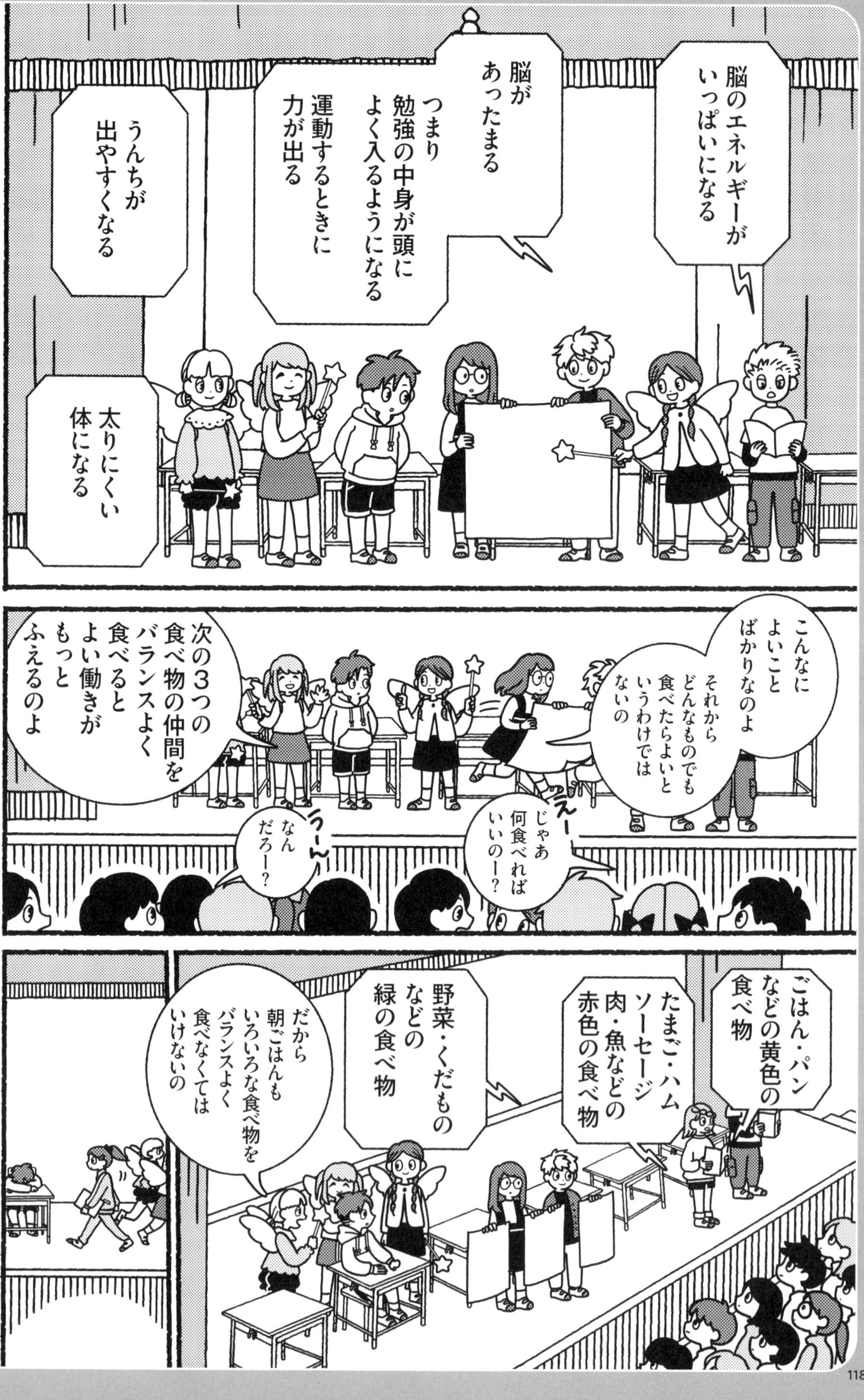

脳のエネルギーがいっぱいになる
脳があったまる
つまり勉強の中身が頭によく入るようになる
運動するときに力が出る
うんちが出やすくなる
太りにくい体になる
こんなによいことばかりなのよ
それからどんなものでも食べたらよいというわけではないの
次の3つの食べ物の仲間をバランスよく食べるとよい働きがもっとふえるのよ
えー
じゃあ何食べればいいのー?
うーん
なんだろー?
ごはん・パンなどの黄色の食べ物
たまご・ハム ソーセージ 肉・魚などの赤色の食べ物
野菜・くだものなどの緑の食べ物
だから朝ごはんもいろいろな食べ物をバランスよく食べなくてはいけないの

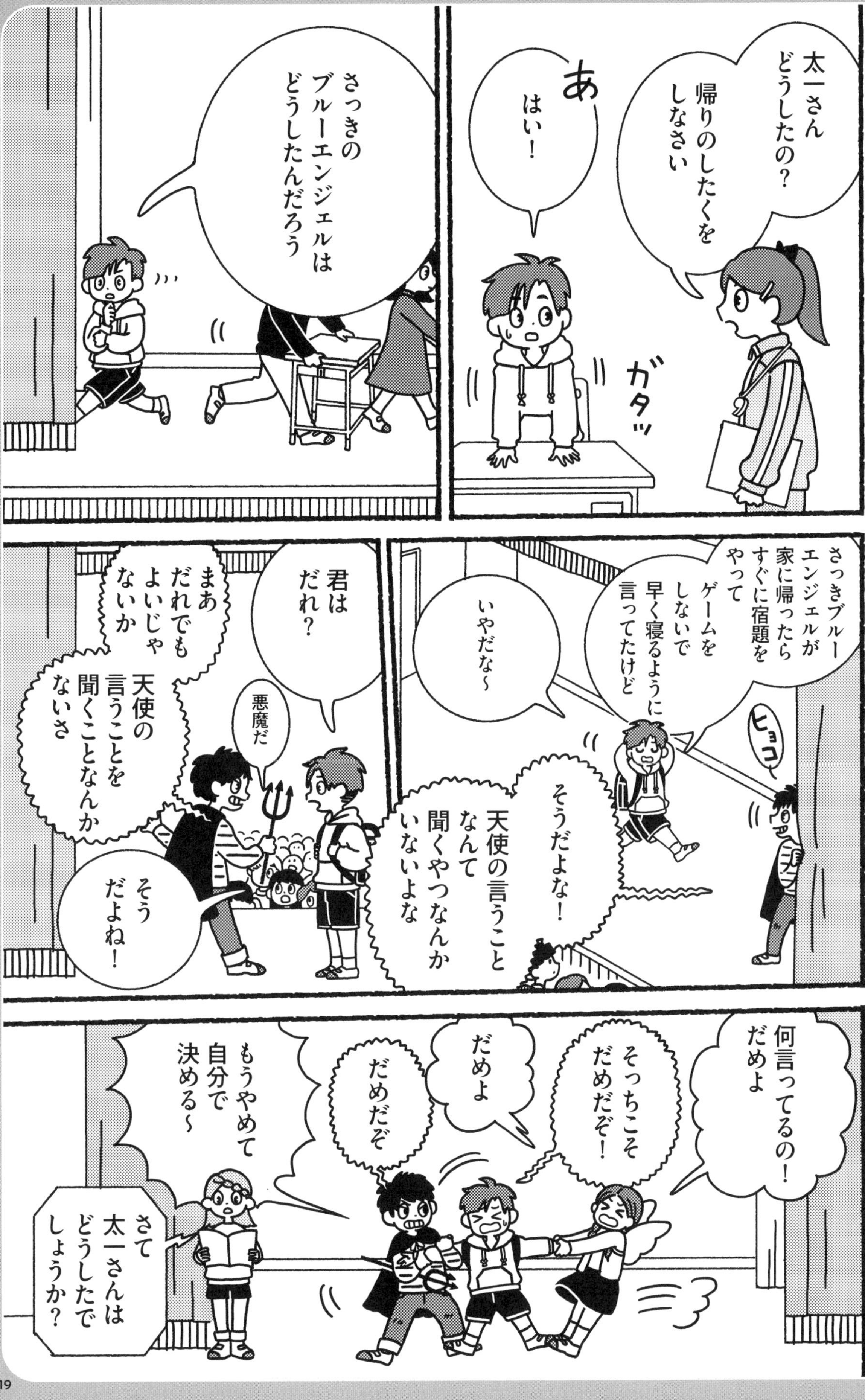
太一さん どうしたの? 帰りのしたくを しなさい
あ はい!
ガタッ
さっきの ブルーエンジェルは どうしたんだろう
さっきブルーエンジェルが 家に帰ったら すぐに宿題を やって ゲームを しないで 早く寝るように 言ってたけど
いやだな〜
ヒョコ
そうだよな! 天使の言うこと なんて 聞くやつなんか いないよな
君は だれ?
悪魔だ
まあ だれでも よいじゃ ないか
天使の 言うことを 聞くことなんか ないさ
そう だよね!
何言ってるの! だめよ
そっちこそ だめだぞ!
だめよ
だめだぞ
もうやめて 自分で 決める〜
さて 太一さんは どうしたで しょうか?

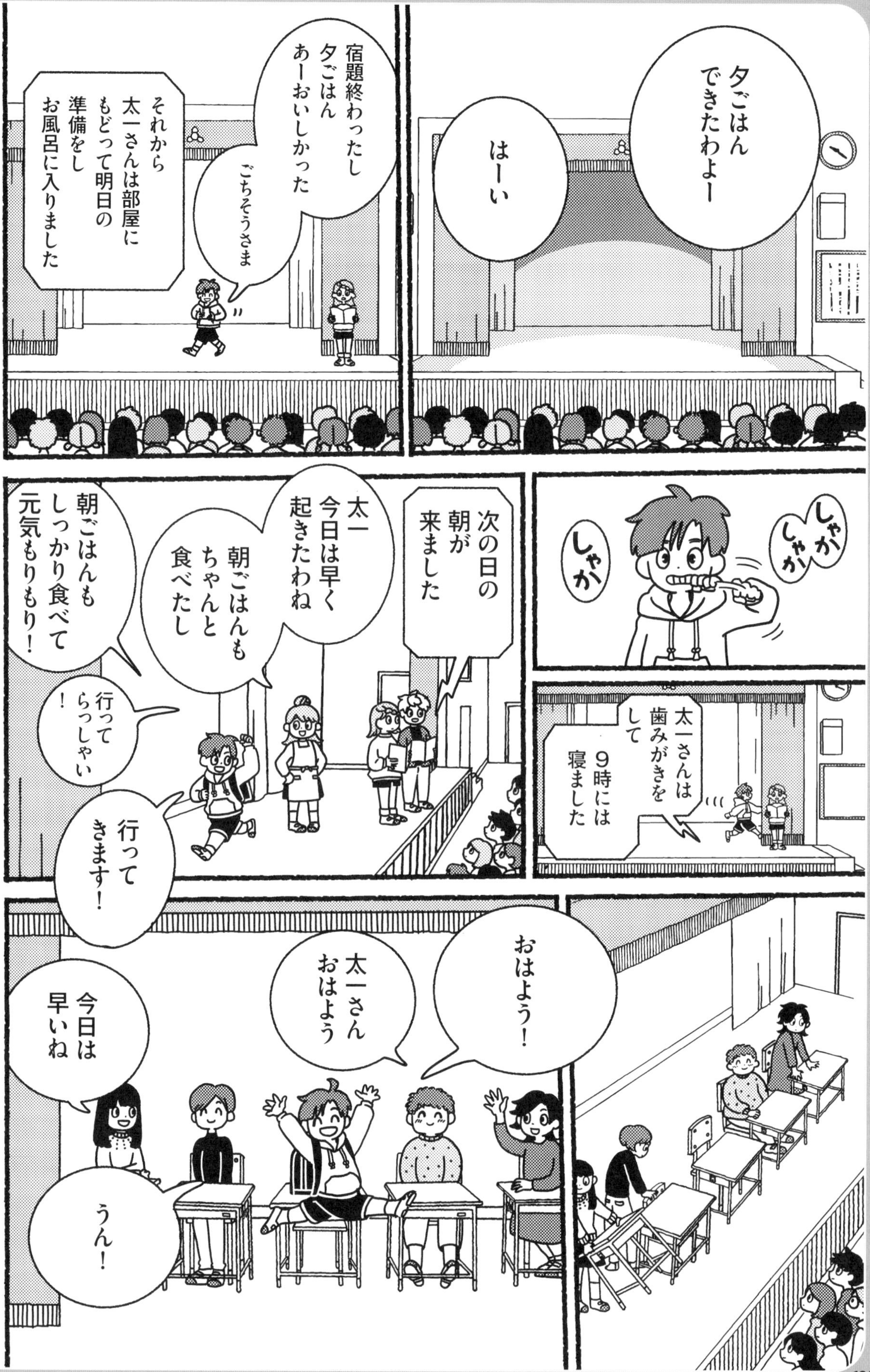

夕ごはん できたわよー
はーい
宿題終わったし 夕ごはん あーおいしかった
ごちそうさま
それから 太一さんは部屋に もどって明日の 準備をし お風呂に入りました
しゃか しゃか
しゃか
太一さんは 歯みがきを して 9時には 寝ました
次の日の 朝が 来ました
太一 今日は早く 起きたわね
朝ごはんも ちゃんと 食べたし
朝ごはんも しっかり食べて 元気もりもり!
行って らっしゃい!
行って きます!
おはよう!
太一さん おはよう
今日は 早いね
うん!

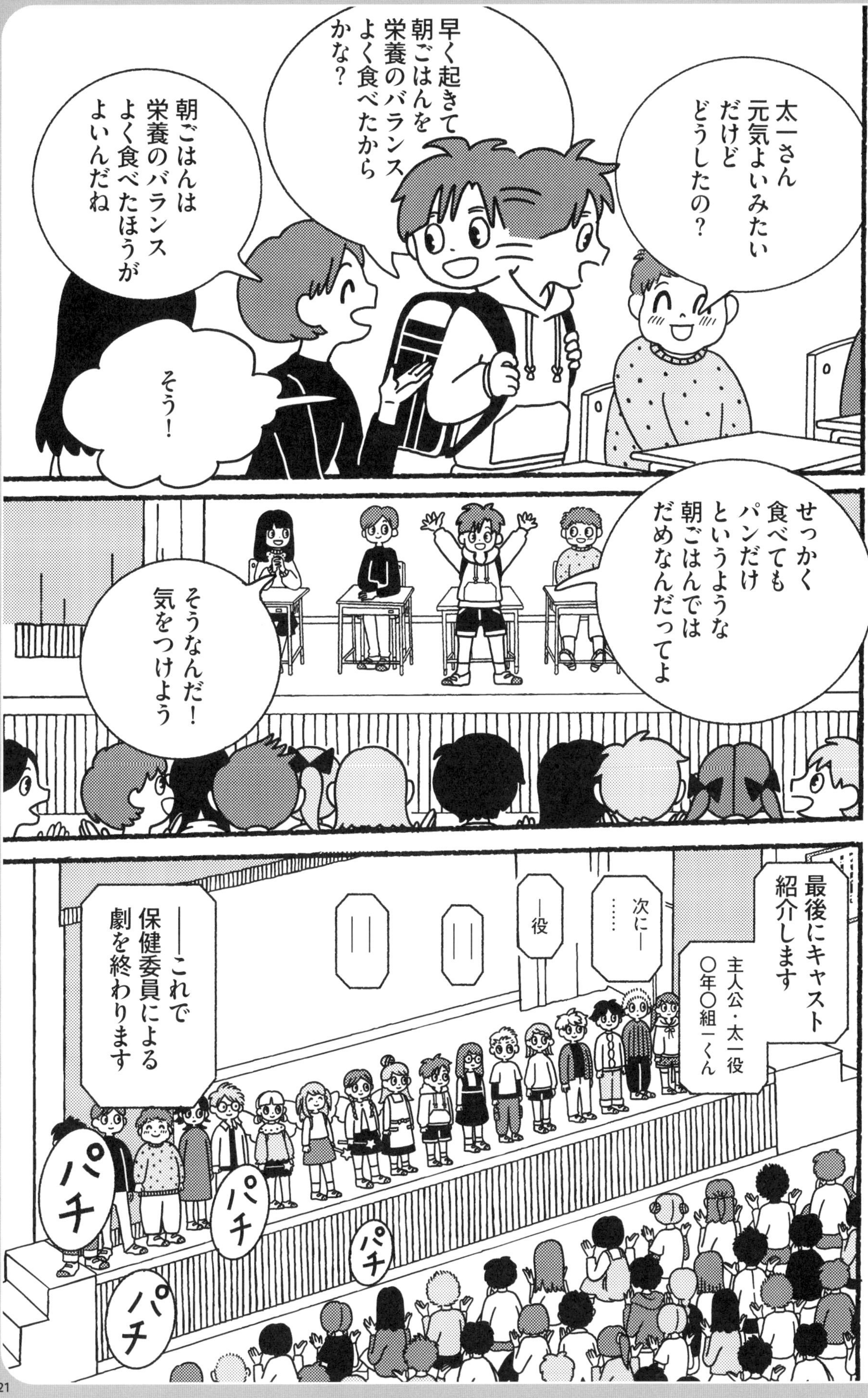
太一さん元気よいみたいだけどどうしたの？
早く起きて朝ごはんを栄養のバランスよく食べたからかな？
朝ごはんは栄養のバランスよく食べたほうがよいんだね
そう！
せっかく食べてもパンだけというような朝ごはんではだめなんだってよ
そうなんだ！気をつけよう
最後にキャスト紹介します
主人公・太一役 〇年〇組一くん
次に……—
—役
——これで保健委員による劇を終わります
パチ
パチ
パチ
パチ

発表中の注意点

劇を見ている低学年の児童は、とてもよくリアクションをしてくれます。しかし、時には度がすぎて、うるさくなり、セリフが聞こえなくなってしまうことがあります。

そのようなことがあるかもしれないことを事前に保健委員には伝えておき、少し静かになるまでセリフを言わないように言っておきます。どうしても静かにならないときは、ナレーターに「静かにしてください」と言わせます。

ラストのキャスト紹介

委員長の終わりの言葉の前に、キャスト紹介をします。台本係もここで紹介します。特に舞台の劇の場合は、誰がその役をやっているのかわかりにくいことがあるので、キャストを紹介することをお勧めします。これにより、ひとりひとりにスポットが当たることになります。

マイクの使用について

体育館で行う場合は、はじめの言葉、終わりの言葉、キャスト紹介とナレーター以外は、なるべくマイクに頼らないように指導しています。「全校に聞こえるように大きな声を出してみる」という体験もよい経験になるからです。

マイクの余裕があれば、舞台下の中央にスタンドマイクを置きますが、あくまでも補助的に使用します。

舞台劇はビデオに録画

舞台劇は、必ずビデオに録画しておきます。記録の意味もありますが、それに加えて発表後の委員会活動で児童に視聴させて反省を発表させます。反省というとマイナス面を発表するイメージが強いかもしれませんが、やってみてよかったことも発表させます。

参考資料

健康集会（保健劇）のための配付資料です。アレンジして自由にお使いください。
(ワードファイルをダウンロードすることも可能です。127p 参照)

参考資料①

「健康集会について」
職員提案用書類：例

年　月　日
保健委員会担当

集会（保健委員会発表）について

- 日時　○月　○日（○）○：○○～○：○○
- 場所　体育館
- 内容　児童保健委員会が演じる保健劇
- 持ち物　防災頭巾（防災用品＋座布団代わり）
- 並び方　（体育館朝会隊形）

参考資料②

「保健委員会の下校、登校時刻について」
保護者向け配付資料：例

年　月　日

保健委員会児童
保護者の皆様

○○立　○○小学校
校長　○○　○○

健康集会準備に関する下校、登校時刻について

日頃より本校の教育活動に対しまして、ご協力くださりありがとうございます。さて、児童保健委員会では、○月の児童集会で体育館において保健劇の発表を行います。つきましては、その準備のため下記の通り、放課後や朝に練習を行いたいと思いますので、ご理解とご協力をお願いいたします。

記

（放課後練習日）
1．○月○日（○）
2．○時○分　下校
（保健委員会以外の児童は、給食終了後の下校となっております）

（朝練習日）
1．○月○日（○）、○日（○）○日（○）
2．○時○○分　登校

（その他）
1．練習日が限られておりますので、なるべく都合をつけていただけたらと思いますが、ご家庭の都合等で、欠席、早退する場合は、連絡帳等でお申し出ください。
2．不明な点がございましたら、担当の○○、○○までご連絡ください。

保健劇の思い出エピソード

（保健劇に取り組んできた中で感じたことや、子どもの成長エピソードを紹介します。）

エピソード1

「自分で自分を変えた」Bくん

Bくんは入学の頃から人との関わりが上手ではなく、休み時間に外遊びをすると友達とトラブルになることが多く、そのたびに大泣きをしていました。

Bくんは、5年生で保健委員になり、集会で発表する保健劇の配役について話し合っていたとき、率先して〈主役〉に立候補しました。この頃には、友達とのトラブルはそれほど起こしませんでしたが、休み時間に友達と遊ぶ姿はあまり見られなくなっていました。

当初、他の配役とうまくやっていけるか心配しましたが、主役に立候補し、それが決まると、それまでのBくんとは違う姿を見せ始めました。みんなでやる練習時間は決まっていたのですが、Bくんはその枠に関係なく、休み時間になると、呼ばれたわけでもないのに保健室に来てひとり、セリフの練習をし始めました。「このセリフはこういう言い方でよいか。」、「ここのフリはこうでよいか。」…まるで、人が変わったように「別人」になって演

エピソード2

養護教諭だからこその関わり

6年生で転入してきたCくんは、担任の配慮で保健委員会に入りました。彼は、授業にもあまり参加せず、発言はおろか机に突っ伏してしまっていることが多くあるような日々を送っていました。そして、保健委員会の当番もさぼりがちでした。

この年は諸事情で、保健劇はビデオ撮影をして発表することになりました。いよいよ、ビデオ撮影の日です。私は撮影をしていたのですが、彼の姿が無く、他の子に聞くと「廊下の突き当たりにいるよ」とのことでした。

そのとき、私の中に「Cくんをここで参加させなくては」という強い思いが沸き上がってきました。もう一人の担当の教員より、私のほうが彼との関わりは強いと判断し、撮影を中断し彼を呼びに行きました。

そして、全員でビデオを作成したいこと、Cくんがいなければだめなことなど強い思いで彼に伝えました。始

EPISODE 1

技練習にノリノリに励んでいました。

練習のかいがあって、本番当日、Bくんは〝抜群の演技〟で拍手喝采をあびました。Bくんも、「自分自身に満足できた」様子でした。

その頃から、Bくんの人とのギクシャクした関わり方も少しずつ変化していったように思います。

そして、6年生の小学校生活最後の年も、みんなの前で見事な演技を見せてくれました。保護者から『どよめき』が起きるほどの名演技でした。私は、こみ上げてくるものを止めることができませんでした。

その後、Bくんに聞いてみることはしませんでしたが、5年生の時に保健劇の主役をやることがなければ、彼の「変化」や「一皮むけること」はなかっただろうと思います。

保健劇の主役をやることで、「自分から変化していこう」という意欲をもったこと、そして、実際に演じたこと、それを見ていた子どもたちの『Bくんを見る目』が変わったことによって、「自分で自分を変えていった」のだと思います。

その後、卒業までのBくんは、研究授業の討論会でも大活躍するなど、自分の表現の場を広げていきました。保健劇という『きっかけ』が、普段の学芸会では埋もれてしまうような子どもたちにも「自己発見」や「変化」を起こすのは確かなように思います。

EPISODE 2

めは嫌がっていたCくんでしたが、とにかく撮影場所まで来て、自分の出番にはちゃんとカメラの前に立ち、セリフもきちんと言いました。

このことを担任に報告すると、「すごいね、中井先生。僕だったらもう、始めからあきらめて説得もしないかもしれないな」と言われました。

日常を常にともにしている担任と私とでは違いがあるので、ある意味、養護教諭だからこそできたのかもしれません。

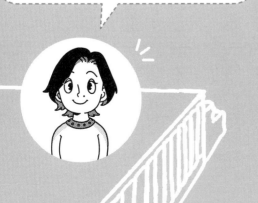

毎回、このようなエピソードが生まれるわけではありません。保健委員会に集まる児童はどちらかというと表に出るのが苦手な子どもが多いので、劇のことを投げかけると、最初はあまりよい顔はしません。しかし、最後には、ほとんどの児童が満足して劇づくりを終えることができます。

保護者からも「保健劇づくりで、普段の生活にも自信がもてるようになり、よい経験になった」と、うれしい言葉を聞くこともあります。

やはり、保健劇には子どもたちの成長を促す大きな「力」があるのです。

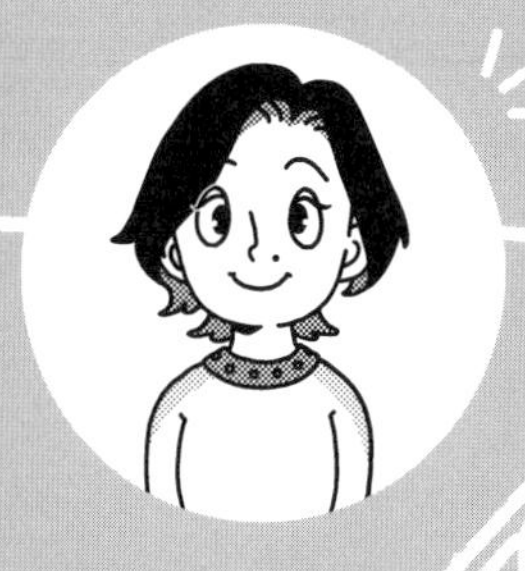

おわりに

正直に言って、他の発表形態に比べると、保健劇は時間も手間もかかります。できない理由を並べればたくさんあります。以前は、児童を個人面談期間に残したり、放課後に残したりする時間が今よりはありました。それも、今は個人面談は夏休みになってしまい、放課後に会議が無い日はほとんど無くなり、児童の習い事などからも難しくなりました。そんな中でも、知恵を絞り出して何とか保健劇を続けてきました。保健集会が設定されていない学校に着任したときは、校長先生にお願いして、全校朝会の時間を少しいただいて保健劇をやったこともありました。それはどうしてかと言えば、子どもたちの達成感が、私の達成感であり、喜びにつながっているからだと思います。

今回、保健劇を本にまとめるにあたって、資料を探していると、新卒の次の学校（つまり、2校目の学校）にいるときに、区内の養護教諭研修会で実践発表をした資料が出てきました。日々の実務に追われて、あまり振り返ることはありませんでしたが、私はこんなに前から、保健劇の効果を実感していたのだとわかり、改めて保健劇のすごさを感じました。若い先生方は、ますます大変な教育環境の中でお仕事をされていくと思います。そんな中でも、大変でも少しでも、ぜひ保健劇をやってみてください。きっとその中から見えてくるものがあると思います。

最後になりますが、今まで保健劇を一緒につくってきた保健委員会の児童並びに保健委員会担当だった先生方に、心から感謝いたします。また、この本の作成にあたり、ご尽力くださいました東山書房の山本敬一様、編集者のひだいますみ様をはじめとして、多くの方にお力添えをいただきました。深く感謝御礼申し上げます。

中井レイコ

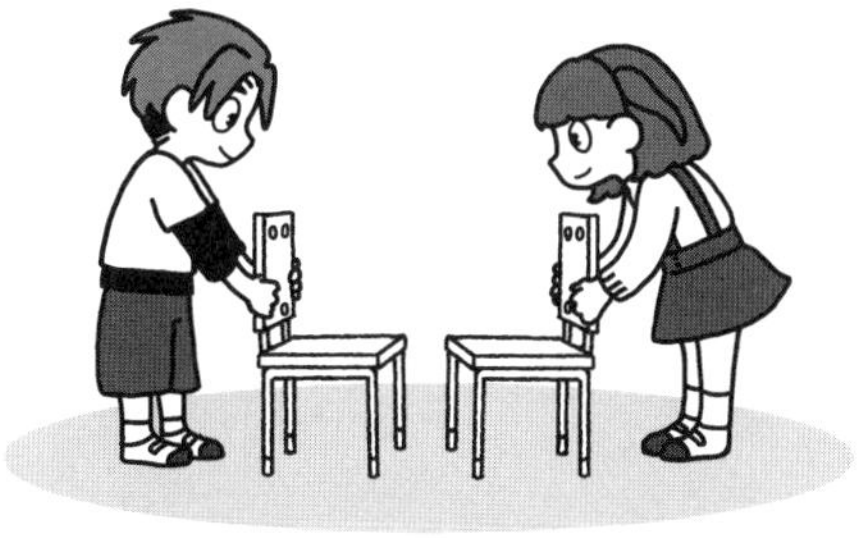

参考文献

「演劇入門　生きることは演じること」鴻上尚史（集英社新書）
「健康の知恵袋」世田谷健康教育研究会（東山書房）
「Q＆Aでわかる 子どものネット依存とゲーム障害」樋口 進（少年写真新聞社）

※「第８章 ゲーム」のパワーポイントを見せて説明する部分(78～80p)は、少年新聞社の資料を参考にしました。

※シナリオのセリフは、著者が実践した際の男女の振り分けになっています。適宜変更の上、ご活用ください。

※シナリオのダウンロードについて
本書で掲載したシナリオのオリジナルWordファイルを、東山書房ウェブサイトにてダウンロードすることができます（購入者限定／会員登録が必要）。入手方法や条件など詳細は、東山書房ホームページをご覧ください。

●東山書房ウェブサイト
https://www.higashiyama.co.jp　ID：hokengeki ／パスワード：2024

PROFILE
中井レイコ（なかい・れいこ）

1966年、東京都出身。大学卒業後、小学校養護教諭として勤務。新卒の頃から、保健劇に取り組む中で、その教育的効果の高さを実感。保健委員会の子どもたちと保健劇を作り上げるためのシナリオも作成。

編　　集　ひだいますみ（スタジオペンネ）
イラスト　関本麻未
まんが　小森羊仔
ブックデザイン　土屋亜由子（井上則人デザイン事務所）

保《ほ》健《けん》劇《げき》づくり
シナリオ&成功《せいこう》のポイント

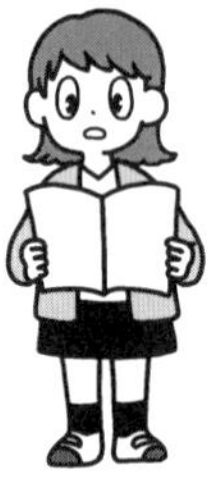

2024年8月8日　初版第一刷発行

著　者　中井レイコ

発行者　山本敬一

発行所　株式会社 東山書房
〒604-8454 京都市中京区西ノ京小堀池町8-2
tel. 075-841-9278　fax. 075-822-0826
IP phone. 050-3486-0489
〒102-0073 東京都千代田区九段北4-3-32-7F
tel. 03-5212-2260　fax. 03-5212-2261
IP phone. 050-3486-0494
https://www.higashiyama.co.jp

印刷所　創栄図書印刷 株式会社

本書のコピー、スキャン、デジタル化等の無断複写・複製は、
著作権法上の例外を除き禁じられています。
本書を代行業者等の第三者に依頼してスキャンやデジタル化することは、
たとえ個人や家庭内の利用でも著作権法違反です。

© Reiko Nakai

定価はカバーに表示してあります。
ISBN978-4-8278-1598-6
Printed in Japan